健康中国行 系列丛书

台湾旺文社·授权出版

癌症

中西医治疗与调养

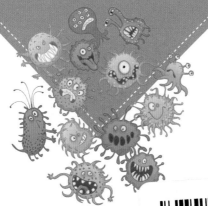

张涛 ◎ 著

U0278512

中国人口出版社
China Population Publishing House
全国百佳出版单位

图书在版编目（CIP）数据

癌症中西医治疗与调养 / 张涛著. –– 北京：中国
人口出版社, 2016.2

（健康中国行系列丛书）

ISBN 978-7-5101-4132-4

Ⅰ.①癌… Ⅱ.①张… Ⅲ.①癌－防治 Ⅳ.①R73

中国版本图书馆 CIP 数据核字(2016)第 022653 号

版权登记号：01-2015-7898

癌症中西医治疗与调养

张涛 著

出版发行		中国人口出版社
印	刷	三河市兴国印务有限公司
开	本	880×1230　1/32
印	张	5.5
字	数	300 千字
版	次	2016 年 2 月第 1 版
印	次	2016 年 2 月第 1 次印刷
书	号	ISBN 978-7-5101-4132-4
定	价	24.80 元

社	长	张晓林
网	址	www.rkcbs.net
电子信箱		rkcbs@126.com
电	话	(010)83519390
传	真	(010)83519401
地	址	北京市西城区广安门南街 80 号中加大厦
邮	编	100054

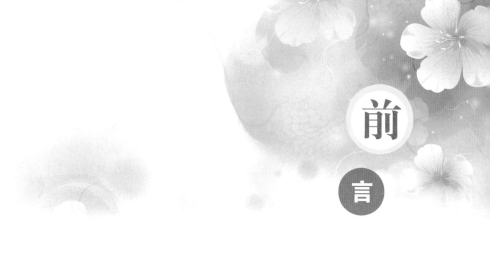

前言

　　癌症，又称为恶性肿瘤，目前对人类生命的威胁仅次于心血管疾病而占第二位，在我国则位居十大死亡原因的首位。对于肿瘤，人们普遍怀有恐惧心理，很多人认为，得不得肿瘤只能听天由命。难道我们真的对肿瘤无能为力吗？当然不是，降低肿瘤的发生率和死亡率，关键是在于预防和早期诊断。

　　肿瘤的预防主要靠患者本人，人类肿瘤的80%～90%是由外界环境中的致癌因素引起，不良的生活习惯，尤其是食物中的致癌物质与癌症的发生关系十分密切，因此预防癌症应从饮食开始。

　　早发现、早诊断是防治癌症的关键，这就是要求患者及其家属掌握肿瘤的早期信号，及时发现肿瘤的早期症状。在肿瘤的治疗过程中也需要患者及其家属的积极配合，而在家庭康复的过程中，患者本身的努力更是至关重要的。所以，在肿瘤的预防、治疗和康复过程中，患者及其家属要积极主动地与肿瘤做抗争，而不能听之任之，要成为自己健康的主宰者。

　　编写这本书的目的就是使读者掌握有关肿瘤的基本知识，了解肿瘤的常用治疗方法，尤其是具有我国特色的中西医结合治疗癌症的方法，尽可能地发挥患者本人的积极态度，配合医生，与人类的共同敌人——肿瘤做抗争。

本书以较为全面的通俗文字，介绍了有关癌症的各种知识，包括癌症的病因、发生的机制、早期的信号、各种诊断方法，以及各种癌症的治疗方法及适应证等内容。尤为详细地介绍了各种防癌措施，包括饮食抗癌、运动抗癌、药物抗癌等内容。透过本书的阅读，读者可以对有关癌症的知识有一个较为全面的了解，同时，还能够按照本书的介绍，在日常生活中采取正确的防癌抗癌措施，在与癌症抗争的过程中扮演一个积极主动的角色。

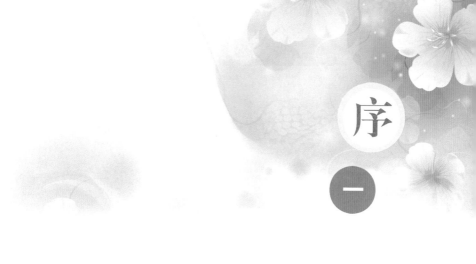

序 一

　　随着人类社会的发展，经济、生活水平的提高，人们对健康亦已日益关注；世界卫生组织（WHO）提出了21世纪人人享有健康的目标，这已成为世界各国医学界努力的方向。

　　然而，要达到这一目标的要求是相当困难的，虽然现代医疗技术已取得了长足的进步，医疗水平也在日新月异地发展，但人类所面临的疾病不仅没有减少，反而越来越多，越来越难以治疗，究其原因无外乎以下几种因素：①由于生活水准的提高，人们的饮食结构发生了极大变化，食肉多而食蔬菜少，人们往往进食了超出身体所需要的热量，由此带来的结果是所谓"文明病"的泛滥，如糖尿病、高血压、冠心病等，这些疾病均与饮食因素关系密切；②由于工业的发展，人类所生活的环境已受到极大污染，工业废气、废水及汽车废气等，使现在的人们难以呼吸到新鲜的空气；加上农药的大量使用，使得人体所受到的毒害远胜于昔，这种情况导致的疾病如癌症、哮喘等越来越多；③由于现代社会生活节奏加快，人际关系复杂，人们所承受的思想压力极其沉重，由此而造成人们精神上的紧张，亦可以引起一系列疑难杂症，如性功能障碍、更年期障碍综合征等，均与精神因素有关；④一些较为"传统"的疾病如肝病、胃病、肾病等，往往是由于病毒、病菌感染所致，这些疾病并未过多受益于现代医学的发展，因为迄今为止人类尚未发明能杀死病毒的药物。而一些抗菌药已产生抗药性。

以上这些因素并非孤立存在的，它们往往并存，相互促进，由此而导致现代社会各种疾病的层出不穷。

现代社会的疾病不仅多，而且难治，这已是众所皆知的事实，原因亦不难理解，因为现代社会的致病因素如饮食、环境污染、精神因素等，往往是日积月累之下导致人体疾病产生的，因而这些疾病往往具有慢性化的特征，一旦发病之后，身体器官往往已产生了极大的损害，要想完全恢复健康，决非是一朝一夕之事。这就如同古人所说的"病来如山倒，病去如抽丝"，因此，在现代社会中，要想获得健康、祛除疾病，仅靠医生的治疗是远远不够的，还需要患者对相关疾病知识有必要的了解，以便于患者在漫长的治疗康复过程中，既能配合医生的治疗，同时也能够进行自我监护、自我调养乃至于自我治疗。

本丛书的作者正是基于上述考虑，选择了危害人类健康的多种疾病，每一病种编辑一册，从疾病的发生、机转与预防，到中西医的检查与治疗；从各种行之有效的自然疗法，到各种疾病的自我调养，均作了详尽介绍。尤为可贵的是，这套丛书以广大普通人群所能接受的语言文字，把原本深奥、复杂的医学理论通俗化，使一般非医学专业人士从中既可了解到医学知识，又能利用其中所提供的方法来预防、治疗疾病，作者之用心可谓良苦。

这套丛书科学规范，有理有据，集科学性、实用性、通俗性于一身，是近年来不多见的医学普及性读物。鉴于各位作者均从事于繁忙的临床医疗及科研工作，能于百忙之中抽出时间编著这样一套丛书贡献于世，可谓善举。

作者是毕业于北京中医药大学的研究生，勤奋好学、学风严谨、品学兼优，与我师生多年，勤奋好学、学风严谨、品学兼优。他们从事于临床医疗工作后仍保持着兢兢业业的优良作风，孜孜不倦地为广大患者排忧解难，实属难能可贵。作为老一辈的医学工作者，看到这样一套高品质的著作造福人群，心中万分喜悦，愿以作序，并祝他们在今后的人生中，为人类的健康做出更大的贡献。

北京中医药大学原研究生部部长

北京中医药大学原各家学说教研室主任

博士导师　鲁兆麟　教授

序

二

　　医学科学的发展与进步，带给世人有目共睹的巨大成就，以往常见的瘟疫、霍乱、伤寒、天花、肺结核、血吸虫病等疾患，随着现代抗菌药、疫苗及其他化学药品的发明，已纷纷被人类所征服，现在已较少出现，也不再是主要死亡原因。

　　但医学的进步毕竟是有限的，在一些疾病被克制的同时，现代仍有相当多，甚至更多的疾病在困扰着广大人群，且较以往的疾病更加难以治疗，如本套丛书所介绍的疾病，基本上属于现代社会的多发病、疑难病，现代医学迄今还没有太好的治疗手段。探究这些疾病为什么难治，我想与现代社会不同于以往的结构有关，这些疾病与现代社会中的环境污染、饮食欧化、精神紧张、运动过少等因素关系密切，很多疾病是在上述因素的综合作用下而产生的，病理机制十分复杂，治疗所涉及的层面亦相当广泛。

　　鉴于现代医学对一些现代疾病的治疗乏力，国内医学界很自然地将目光投向具有几千年历史的中医中药，经过几十年研究与运用，形成了独具中国特色的中西医结合疗法，并获得了极高的治疗效果。

　　所以，我十分欣喜地看到这套丛书的问世，它以一病一册的方式详尽介绍了现代社会常见疾病的有关知识，既有疾病的基本原理，又有中西医的诊断与治疗；既包括患者自己可以施行的自然疗法，又指出了患者在疾病调养与康复中所应遵循的原则、方法及注意事项等。全书内容丰富，语言通俗，所载治疗、调养方法翔实可靠。相信这套丛书的出版将给那些深受疾病困扰的患者带来惊喜与希望。各位作者均为高学历的医学专门人才，能在繁忙的临床工作之余，为广大民众编著这么一套健康自助性丛书，实属可敬。我已先睹为快，并乐而为之序。

中西医结合专家
北京中医药大学教授
黄作福

目录

CONTENTS

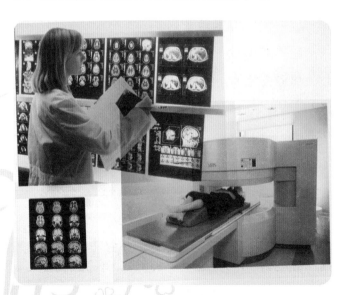

第五章　　癌症的中医治疗 ………………… **83**

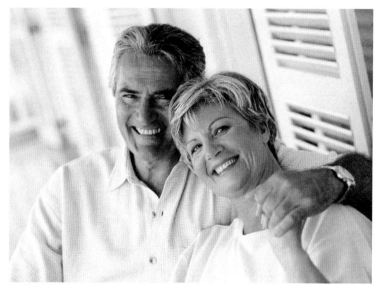

第九章　癌症疾病常见的问答题 ………… 145

第一章

癌症的基础知识

　　肿瘤就是人体中正在发育的或已成熟的正常细胞，在有关的因素长期刺激下，出现过度增生或异常分化而形成的新生物。恶性肿瘤细胞，还能向周围浸润蔓延，甚至扩散转移到其他器官组织，继续成倍地增长，造成对人体或生命极大危害。

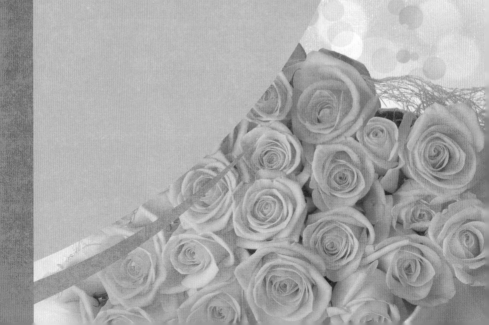

第一节　癌症的基础知识

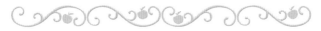

一、什么是肿瘤

肿瘤就是人体中正在发育的或已成熟的正常细胞，在有关的因素长期刺激下，出现过度增生或异常分化而形成的新生物。恶性肿瘤细胞，还能向周围浸润蔓延，甚至扩散转移到其他器官组织，继续成倍地增长，造成对人体或生命极大危害。

二、肿瘤的分类

一般分为良性肿瘤和恶性肿瘤。

> **爱 心 提 示**
>
> 良性肿瘤多数为不可转移，较少复发；恶性肿瘤多数为会转移，较多复发。

第二节　肿瘤的病因病理

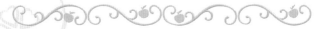

一、肿瘤细胞的特点

肿瘤细胞与正常细胞的区别：

具有正常形态结构的细胞，叫作成熟细胞或分化细胞。肿瘤细胞表现得大小不一、奇形怪状。一般说，肿瘤细胞形态越不成熟，它的恶性程度也越高。

肿瘤细胞过度增生。肿瘤细胞增生既不按身体的需要，也不在身体的控制下进行。持续不断繁殖出一代又一代的异常细胞，不仅在增生的数量和速度上是过度的，还能把异常的形态和功能一代一代传下去。我们在肿瘤患者身上所看到的肿块，就是由于肿瘤细胞的过度增生所形成的。就是在致癌因素除去后，肿瘤细胞的增生还在继续。

爱 心 提 示

正常细胞转变为癌细胞，这有一个相当长的过程。通常需要在接触致癌物多年之后，组织、器官的细胞发生进行性的重度不典型增生，才演变成癌。这一期间称为诱导期，一般长达 15~30 年。

二、肿瘤的外观特点

肿瘤一般都表现为一个肿块，这个肿块究竟有哪些特点呢?

1. 肿块的外形是多种多样的。肿块的外向有呈球状或半球状，有呈蘑菇状、鹿角状、菜花状等，恶性肿瘤的表现常常发生溃烂，溃烂部分脱落则可呈现火山口状，周围隆起，中间凹陷。有的肿瘤比较特别没有明显的形态，只是局部组织发硬。

2. 肿瘤表面有时呈现特殊的颜色。如色素痣和恶性黑色素瘤一般呈灰褐色或深黑色。血管瘤则呈暗红色或紫红色，如果位于透光的皮肤和黏膜下，则呈蓝色或深灰蓝色。当然，有的肿瘤表面都没有特殊颜色。

3. 一般肿瘤包块都比周围的组织要硬。由于细胞成分不同，软硬有所不同。如脂肪瘤多较松软，纤维瘤多较坚韧，软骨瘤硬而有弹性，骨瘤则硬而坚实。

肿块可以单个发生，也可以多个同时发生，如子宫平滑肌肿瘤，就常常是多个一起发生。

三、肿瘤为什么会扩散

　　有的患者会问，恶性肿瘤与良性肿瘤不同，为什么它会转移扩散呢？这与恶性肿瘤的生长方式及肿瘤细胞的特性有关。归纳起来，主要有以下几个原因：

　　1. 恶性肿瘤的肿瘤细胞繁殖速度快。由于数量急剧地增加，原有的空间容纳不下那么多细胞，肿瘤边缘的细胞就被"挤"进周围的组织。

　　2. 肿瘤细胞表面的化学组成特性为扩散创造了条件。由于肿瘤细胞表面的化学组成及结构的特殊性，使瘤细胞间的黏着力低，连接松散，容易与瘤体脱离，为扩散创造了条件。

　　3. 肿瘤细胞分泌特殊物质，肿瘤细胞分泌特殊的物质来溶解及破坏周围组织，以达到侵犯与扩散的目的。

　　4. 脱离的肿瘤细胞容易继续增长。肿瘤组织处于高凝状态，脱落的肿瘤细胞容易附着在血管壁或其他部位继续增长。

　　当然，这些因素以及可能还存在的一些尚未被人们了解的因素，总是协同产生作用的。

第三节　肿瘤的发病因素

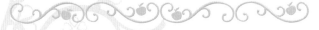

一、恶性肿瘤的发病因素

　　恶性肿瘤的发病因素归纳起来，可分为内源性因素（指身体

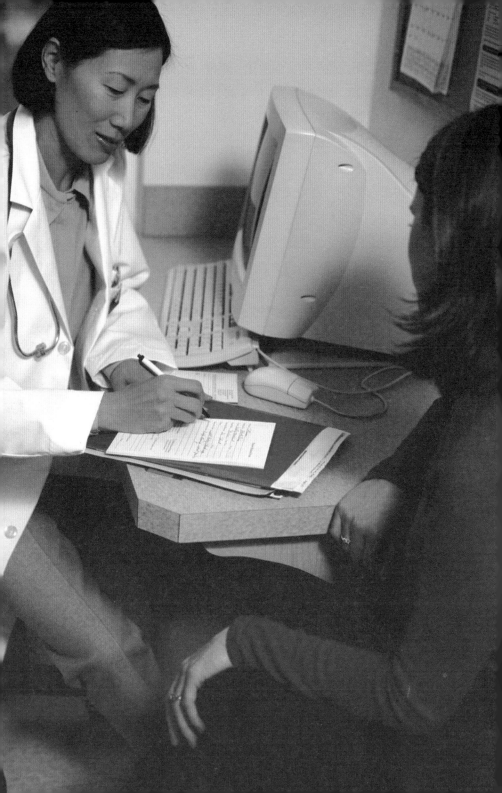

内部结构和功能的改变，如遗传、免疫、代谢、神经体液调节等）和外源性因素（如物理的、化学的、生物的致癌因素）两方面。大多数癌症是多因素共同作用的结果。

外源性因素主要有：

（一）物理致癌因素

放射线：如接触 γ 或 β 射线、中子射线、X 光等，即使是少量，也有引起癌的危险。放射线引起的癌瘤有白血病、皮肤癌、骨肉瘤及淋巴系统的恶性肿瘤、甲状腺肿瘤。

石棉、玻璃丝等纤维长期接触，可以诱发肺或胸膜的恶性肿瘤、慢性机械性刺激和创伤。

爱 心 提 示

紫外线，长期在阳光下曝晒的部位，皮肤癌的发病率较高。其致癌过程可能是透过光化学作用，使细胞核内 DNA 发生突变，导致癌瘤发生。

（二）化学致癌因素

1. 亚硝胺类：在变质的蔬菜及食品中含量较高，能引起消化系统、肾脏等多种器官的肿瘤。

2. 芳香胺类：广泛应用于橡胶、制药、染料、塑料等行业，可诱发尿路癌症。

3. 多环芳烃类：存在于汽车废气、香烟、煤烟及熏制食品中，如苯并芘等，可引起肺癌。

4. 烷化剂类：如芥子气、环磷酰胺等，可引起白血病、肺癌、乳腺癌等。

5. 氨基偶氮类：主要存在于纺织、食品中的染料，如猩红、奶油黄等，可诱发肝癌。

6. 有些金属或微量元素：如铬、镍、砷等均可致癌。

（三）生物致癌因素

1. 病毒：各种实验证明病毒是能致癌的。

> **爱心提示**
>
> 现已查明，如 EB 病毒与何森金氏淋巴瘤和鼻咽癌有关，C 型 RNA 病毒可能引起白血病，人类乳头状病毒与子宫颈癌有关，B 型 RNA 病毒与乳腺癌有关。

另外，肝炎是由病毒引起的肝病，肝炎患者的肝癌发生率比一般人高 8 倍左右。肝癌究竟是由肝炎病毒作用所致，还是在肝炎后肝硬化基础上发生的，还有待进一步研究。

2. 霉菌毒素：如黄曲霉菌毒素广泛存在于霉变的花生、玉米、大米、豆类食品中，可诱发肝癌及肾、肺、胃、皮下组织的肿瘤。

3. 寄生虫：临床观察表明，血吸虫病与大肠癌、中华肝吸虫与肝胆管癌的发生有一定的关系。

（四）大气污染与癌发生的密切关系

近几年我国多地发生严重雾霾天气，其中首当其冲的污染物是 PM2.5。所谓 PM2.5，即指空气动力学直径在 2.5 微米以下的颗粒物，它也被认为是大气污染的罪魁祸首。但粒径更小颗粒物的健康危害如何，目前尚无定论。但是专家称空气严重污染或可诱发肺癌发生。

在大气污染明显的地区，肺癌发生率和病死率高；空气污染较轻的农村，肺癌的发生率较低。空气污染物中的多环碳氢化合物有致癌作用。在工业生产过程中排放出各种烟尘、金属粉尘、

> **爱心提示**
>
> 据分析，大气中的致癌物约 30 多种，而主要是多环芳烃类的苯并芘。

纤维及各种化学物质，如苯并芘、氮氧化物、烃类、光化学氧化剂等；在日常生活中，炉灶、锅炉排放出烟尘、SO_2 等，以及汽车等排出的苯并芘、氮氧化物等，均可诱发多种疾病与癌症。

(五) 职业性致癌因素

1.铬。铬冶炼及生产、苯胺制造、玻璃陶器工作等常接触铬，容易患鼻、喉、肺癌。

2.镍。进行镍矿开采与冶炼的工人，易患气管及支气管癌。

3. 砷。砷矿、砷的加工制造业、杀虫药制造、化工等职业者，易患皮肤癌、肺癌、肝癌。

4. 石棉。石棉矿工人、石棉加工业（如防热材料制造、纺织、造船等），易患肺癌、胸膜癌、腹膜癌。

5. 煤烟、煤焦油。装煤工、煤气工、沥青工、煤焦油工、煤焦炉工等，易患肺癌、喉癌、皮肤癌、阴囊癌。

6. 煤燃烧其他产物。矿工、扫烟囱工等，易患膀胱癌。

7. 苯。制造炸药、苯加工、橡胶、油漆、染料、制鞋等工作者，易患白血病。

8. 芳香胺类。染料制造和使用橡胶业、制漆业等工作者，易患膀胱癌。

9. 氯乙烯。塑料行业工人易患肝癌。

10. 各种电离辐射（X 光放射线等）。放射科学工作者、医务工作者，易患白血病。电离辐射也可影响到骨髓及皮肤。

11. 紫外线。农民及航海者易患皮肤癌。

除了以上所列的致癌因素外，有一些用来治疗癌症的药物，

爱心提示

内源性因素是与外源性因素相对而言的，指的是身体内部架构和功能的改变，成为促癌症发生的原因。例如，遗传性、免疫功能的缺陷、物质代谢的紊乱、神经体液调节的失调等。

其本身也会导致恶性肿瘤的发生。很多抗癌药物是免疫抑制剂，在相当程度上都具有潜在的致畸性及致癌的作用。

在某种癌的多发区内，人人都可能受到致癌因素的作用，但并非每个人都患癌症，这就说明癌症的发生除了外源性因素外，内源性因素同样起着极为重要的作用。

当然一个强烈的致癌因素单独作用，虽可引起癌症，但目前大多数学者认为，癌症是一种多原因引起的疾病。

爱 心 提 示

人们在患肿瘤之前，可能接受了一个以上的内、外源致癌因素的同时作用，从而诱发癌症的产生。

二、为什么老年人得癌症的比年轻人多

随着年龄的增长、变老，身体的免疫功能减弱，因而对病变免疫监视作用在减弱。

爱 心 提 示

反映细胞免疫功能的淋巴细胞转化率自 50 岁起就不断减损。免疫功能减弱，有利于肿瘤的发生和发展。

当然，年龄越大，接触致癌因素的机会也越多，而致癌因素对身体带来的影响也就会越来越大，如吸烟的人，烟龄越长，患癌症的可能也就越大。

除了老年人患癌多外，医学上还有癌症高危人群的说法，这主要是指那些容易发生癌症的高度危险性的人群，如乳腺癌，在从未生育或首次妊娠在 35 岁以后、寡居妇女、年龄在 35 岁以上、有良性乳房疾病的肥胖妇女，以及母亲或姐妹中有患乳腺癌者，均属乳腺癌高危险群；多年吸烟的男性老年人，对于肺癌来说即是高危险群。

三、癌症会不会传染和遗传

到目前为止，还没有证据说明癌症带有传染性。

> **爱 心 提 示**
>
> 真正属于"遗传性肿瘤"的只有极少数，而且基本上是儿童肿瘤，如视网膜母细胞瘤、肾母细胞瘤、神经母细胞瘤等。

第二章

癌症的家庭预防

　　有些家族有患同类癌症的倾向性，或因相同的生活习俗导致，或有潜在的遗传基因，妊娠可以诱发一些癌症的出现，也可使治愈的癌症复发，使已患癌症者病情加重。那么，有针对性地改变家族性的致癌习俗，和有针对性地进行家族性的群查群访，避免妊娠带来的癌症复发和加重，都是十分有效的预防措施。

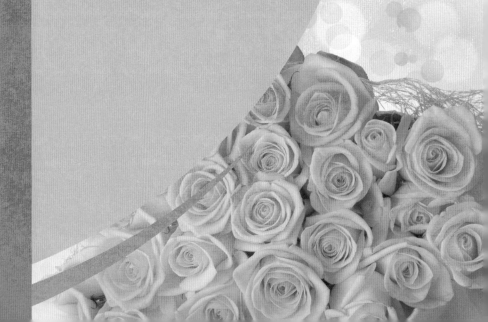

第一节　消除致癌因素

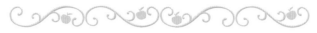

一、生活中的致癌因素

虽然癌症的根本发病原因至今尚不十分清楚，但是，与之相关致癌因素正日益被人们所揭开。因此，人们对癌症的认识不再是毫无根据的猜想，而是有目的的预防、避免。

专家们发现，50%~60%的癌症患者与生活饮食有关，一些国家和地区透过改变原来的不良生活饮食习惯，已经使癌症的发病率有所下降。例如，人们发现绝大部分的肺癌与吸烟有关，95%的喉癌患者是吸烟者，人们可以透过戒烟减少肺癌、喉癌的发生。人们发现长期吃酸菜，吃热烫饮食，容易得食道癌和胃癌，反之，少吃酸菜和改变吃热烫饮食的习惯，则可减少食道癌和胃癌的发生。

> **爱　心　提　示**
>
> 工业废弃物包含着复杂的致癌因子，妥善处理工业废弃物可以预防许多癌症的发生。

一些癌症有癌前病变，而尽早治愈癌前病变，是癌症预防的措施之一。

> **爱　心　提　示**
>
> 癌症是可以预防的，这种预防一是可以预防和避免与癌症相关的诱发因素，以防癌症的发生，二是发现癌症的早期、早早期状态，进行早期诊断、早期治疗，消除癌症对人的威胁。

二、戒除香烟

由于烟草含有尼古丁等有毒物质，危害人体健康。

尼古丁是一种剧毒物质，有色，味苦。有实验证明，只要用1支香烟中所含的尼古丁，就足以毒死一只小白鼠；用1~2滴尼古丁就能毒死一条狗。

烟焦油，就是我们平时看到的烟嘴内壁那层棕色油状的东西，里面含有多环芳烃、亚硝胺、酚等化学物质，现已被科学家们认为是致癌物质。

吸烟时烟雾中的一氧化碳浓度比工业废气中的最大允许浓度高840倍，丙烯醛浓度比最大允许浓度高1500倍。烟雾吸入肺内透过肺泡进入血液，影响血液输送氧气的功能，致使人轻度缺氧。

砷，也叫"砒霜"，是人人皆知的毒物，它也是致肺癌的一种毒物，香烟中也含有这种物质。

> **爱 心 提 示**
>
> 无论肺癌的致病因素有多少，吸烟与肺癌有关的结论是难以推翻的。既然吸烟有百害而无一益，何苦要再吸烟呢？

三、被动吸烟，危害不容忽视

吸烟的危害，尽人皆知。但是，与主动吸烟的危害性相比，被动吸烟的胃寒性往往被人们忽略。凡吸烟可能引起的种种疾病，在被动吸烟者身上都有发生。医学研究人员最近发表研究报告指出，被动吸烟即俗称的"吸二手烟"比原来外界所知道的还要危险。一些与吸烟者共同生活的女性，患肺癌的概率比健康人多出6倍。

我国是世界上烟民最多的国家，有近4亿人喜好"吞云吐雾"

的感觉，并因此制造了 5.4 亿被动吸烟者，其中 15 岁以下儿童有 1.8 亿。

爱 心 提 示

据世界卫生组织估计，全球大约有 7 亿儿童呼吸道空气遭受二手烟雾污染，这种情况在家庭环境中尤其突出。我国参与的"全球青少年烟草调查"结果显示：青少年在家中和公共场所受二手烟危害的比例分别为 43.9% 和 55.8%。

有关专家介绍，香烟点燃时会产生极高温度（900℃），这时产生的烟草烟雾中含有 4000 多种化学物质，包含许多有毒有害物质，其中有 40 多种物质具有致癌性。美国的研究也表明，二手烟雾中含有几百种已知的有毒或者致癌物质，包括甲醛、苯、氯乙烯、砷、氨等。二手烟已被美国环保署和国际癌症研究所确定为 A 类致癌物质。

有人认为，吸烟人少，房间面积大，危害就低，甚至没有危害。但是，事实并非如此，常用的中央空调和普通空调均无过滤清除苯并芘等超微颗粒的功能，一旦香烟烟雾在室内形成就很难加以清除。

我国已成为全球第一大烟草生产国和消费国，按照人口计算，目前我国吸烟的人数是 4 亿，而青少年吸烟者竟高达 500 万。目前我国每年大约有 100 万人死于和吸烟有关的疾患，我国每年死于被动吸烟的人数超过 10 万人。这些"非烟民"，天天受到毒雾的危害，天长日久，一部分"非烟民"，也会得肺癌等其他疾病，而成为"烟民"的牺牲品。由此可见，吸烟已成为一个严重影响我国广大群众健康的公共卫生问题。

爱 心 提 示

为了自己和家人的健康不但尽量不吸烟，更要远离"二手烟"，即使在公共场所也应设法避开那些吞云吐雾者，以避免受到"二手烟"的危害。

四、消除和避免外界性致癌因素

生物、化学、物理等致癌因素是癌症发生的外部因素，因此，首先要从环境、工业生产、医药农药、生活习惯等多方面，努力消除或避免各种致癌因素的作用。

(一) 职业性癌症的预防

所谓"职业性癌症"即指长期从事某种职业，因工作接触了物理的或化学性致癌因素而引起癌症。目前对职业环境的研究，发现有30余种化学物质可引起人类癌肿，例如，煤烟、焦油、沥青、石油、石蜡可引起皮肤癌；砷、铅、铬、镍、铍、镉、镭、铀、氡等长期接触可引起各种癌症；吸入煤焦油气体、芥子气、羰基镍、石棉可引起肺癌；较多的放射性碘可引起甲状腺癌；联苯胺、4-氨基联苯可引起膀胱癌；大量的 X 线照射可引起白血病，像世界著名物理学家居里夫人，因长期从事放射线的研究而最终患白血病死去等等。

(二) 保护改善环境

人类生存的环境好坏，直接影响着人类生存的品质好坏，优美、舒适、清新的环境条件无疑会让我们延年益寿。我们的环境因素包括大气、水源、土壤、动植物等。随着现代工业的发展，尤其是石油、钢铁、化工工业的广泛存在，生产过程中出现的致癌物质逐渐增多，仅空气中已肯定的致癌物质有30多种。所以要做好环境的防护。

(三) 合理使用医药、农药

药物可以治病也可以致病，可以治癌也可以致癌。某些以检查、诊断、治疗、营养为目的的医疗手段和中西药物，应用不当或应用时间过久，也可诱发癌症，这类致癌因素被称为"医源性致癌因素"。据研究发现，目前医源性致癌因素已达30种左右。

如DDT，作为一种高效杀虫剂，喷洒在人畜生活环境的四周，但DDT等农药使用不当，不仅可引起神经系统中毒症状，甚至可致死亡，还引起癌症发生，这在动物试验中已完全得到证实。因此，需要强调：

1. 保护、改良土壤，如施钼肥，增加食物中的含钼量，控制硝酸盐化肥的施用，防止田地和食物中亚硝胺的前身物质积聚。

2. 减少有机氯、有机磷农药的喷洒。

3. 制定食物中农药容许标准。

4. 严禁引污灌溉。

5. 加快研制对人类无毒的农药。

五、个人卫生与防癌

讲究皮肤、口腔、肛门、外生殖器的卫生，也能有防癌的作用。

（一）皮肤的保健卫生

1. 避免皮肤损伤，尤其是同一部位的反复损伤。

2. 不经常和反复地以硬衣物、皮带、指甲、器具等磨损某一局部，尤其是痣、疣、皮肤炎、角化、瘢痕、溃疡之处。

3. 尽量不用染发剂。因为染发剂进入体内后，转变为其他化合物从尿中排出，这些转变产物部分有致癌作用。

4. 不长年累月在阳光下曝晒皮肤，紫外线不仅使皮肤易于皱褶老化，而且易患皮肤癌。

5. 不要长期直接接触洗衣粉以及各种洁净剂，使用时不要用量过多或冲洗不净。据研究证实，洁净剂可经皮肤吸收产生致癌效果。

（二）口腔卫生与黏膜保护

1. 培养早起、睡前刷牙、饭后漱口的习惯，刷牙或漱口不用太热或太凉的水和过夜的茶水等。

2. 及时治疗口腔疾病,如牙龈炎、蛀牙、义齿、断牙残根,避免它们对口腔黏膜的长期反复刺激。

3. 不要咀嚼烟草。

(三)大便习惯与肛门卫生

1. 保持大便通畅,防止便秘。

2. 培养每天定时排便的习惯。

3. 缩短每次排便的时间,避免久蹲不起。

4. 大便后常以清水或低浓度的高锰酸钾溶液洗涤肛门。

(四)外生殖器的卫生

1. 培养睡前彻底清洗外生殖器的习惯,尤其是同房前,严防性生活不洁。

2. 月经期间,抵抗力下降,生殖道特别是子宫内膜很容易受刺激或污染而发病,故经期不宜同房。

3. 患有子宫颈炎的妇女,要把握时间治病,治愈前不宜同房。

4. 男性阴茎包皮过长者,要注意经常清洗,并尽早进行包皮环切术。

六、乐观向上,抗癌有力

在"病因"一节中谈到过精神因素与癌症发生的关系。其实,中国最早的中医经典著作《黄帝内经》中对这一问题就有认识,其中写有"喜怒不适,寒温不时,邪气胜之,积聚已留",并认为食道癌是"暴忧之病",乳癌腺与"忧思郁结"有关。

美国精神病学家荷姆斯认为,精神上的压力能削弱身体的抵抗力,他在一项研究中发现,每五个经历过人生巨大改变的人中,就有四个人在巨大变改后的两年内生病,而未经巨大改变的每三个人中,只有一人生病。从而证实了癌症也往往是在精神平衡被破坏后产生的。

当然，对待情绪也应像对待身体一样，需要长期不断地锻炼和修养，保持乐观向上的精神状态和自控能力，我们才有调节身体战胜疾病的潜力，预防癌症的发生。

第二节　抗癌的科学饮食原则

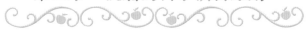

一、防苯并芘

苯并芘是一种致癌化学物质，不仅存在于污染的大气里，在已加工的食品中也大量存在，透过烧焦、油炸、烤制产生，比如"炒米"、烧腊肉、烧焦的咖啡、动物脂肪等，熏制食物以其色、香、味诱人，为多数人所好。如熏鱼、熏肉、熏肝、熏香肠、熏豆腐干，但是由于其表层已经变焦，加上烟气微粒大量附着，苯并芘含量相当大。因此，在家庭食品制作过程中，正确的烹饪方式也值得注意，提倡少用煎、炸、烙、焙等做法，最好不用烟熏法、火烤法。家庭及公用厨房设备中，抽油烟机的使用，是减少食物制作过程中产生苯并芘等大量致癌物对人体危害的有效措施之一。

熏制食品名称	每千克中苯并芘的含量	正常标准
熏　鱼	9.7～27.2 微克	11.5 微克
熏香肠	2.4～88.5 微克	0.11～1.4 微克
熏猪肉	1～10 微克	1～10 微克（鲜猪肉中为 0～0.4 微克）
熏羊肉	23 微克	0 微克

二、防胺

日常生活中，硝酸盐进入人体内的机会很多，为了避免癌症的发生，可以多吃富含维生素 C 的蔬菜、水果。因为维生素 C 可以代替胺与硝酸盐的结合，避免了亚硝胺的合成。

三、防霉

黄曲霉菌在湿度为 17%~18%，温度为 25~30℃的湿热条件下，大量繁殖，分泌大量黄曲毒素，污染花生、玉米、稻米、棉籽、小米等食品，从外观看这些食品有霉味，或长有黄色及青色细毛。因此，平时贮藏食品时，应注意干燥、通风、防霉变。不吃已发霉和陈旧变质的食品。一旦有黄变米、黄变（发霉）花生应该逐个逐粒地挑选出来扔掉。一般糕点含水量在 15%左右，极易发霉。饼干、奶粉、干果、干菜的含水量在 5%以下，但在夏季也容易吸潮霉变。

四、细嚼慢咽，不吃烫食

有的人吃饭时习惯狼吞虎咽，这是对身体没有好处，长期下去，不仅粗糙的食物损伤胃、食道黏膜，而且失去了对致癌物质的解毒作用。研究发现，人体分泌的唾液加入致癌物如亚硝胺类化合物、黄曲毒素、苯并芘及可疑致癌物——烷化剂、烟油、肉类烧焦物、热处理的谷氨酸钠等，对细胞的变异原性在 30 秒内即可完全丧失。另外，唾液所含的十多种酶和维生素 C、多种矿物质、有机酸、激素等共同作用，具有解毒功能。

热烫的食物，反复刺激食道，可致食道癌变，因此有热烫饮食习惯者应赶快改掉。过硬的食物对食道和胃是一种机械性损伤和刺激，是食道癌和胃癌的潜在致癌因素。因此，进食时，强调细嚼慢咽，还可以分泌大量唾液，抵抗致癌物的致癌作用。

五、选用防癌食谱

自然界中可供食用的动物、植物是不胜枚举的，注意食物的多样化，无疑对身体健康有益无害，对日常生活中的一日三餐多动脑筋，更改我们的食谱，使之更科学更有效地产生防癌抗癌的作用，意义重大。

应少吃脂肪，特别是牛的脂肪，用鸡、鱼代替汉堡包，以小牛排代替大牛排。

最佳的食谱为来源广泛的低糖、低盐、低脂肪、高蛋白、高纤维素、高维生素的食物。

爱 心 提 示

多吃新鲜水果和新鲜素菜。不要吃经过精细加工的面粉和玉米，应吃全麦面包和未经过精制的玉米等。

六、多食富含维生素和纤维素的食物

（一）维生素的抗癌作用

维生素是身体所必需的一类低分子化合物，虽然不是构成身体个别组织的原料，不产生能量，但其中大多数是某些酶（或辅酶）的组成成分，发挥重要的物质代谢作用。维生素不足不但导致物质代谢障碍，影响正常的生理功能，甚至与癌症发生与否有关。据研究，维生素 A、维生素 B、维生素 C、维生素 E、维生素 B_{17} 等均有良好的防癌抗癌作用，因此平时要多吃富含上述维生素的蔬菜和食品。

（二）合理搭配食物中的脂肪和纤维素

人吃进的食物，经消化后，碳水化合物、蛋白质、脂肪、维生素、水等营养物质被人体吸收而发挥重要的生理作用，粗纤维形成粪渣而排出体外。因此，人们往往十分注重食物中营养成分的摄取，尤其是在经济发达国家，更注意食物的精细、高蛋白、高脂肪、高能量。但是，身体的营养状况与癌症的关系正引起医学界的重视。就所有癌症而言，营养过盛人群发病率至少是普通人的1~2倍。据有关资料统计，50%妇女的癌症及30%男性癌症是营养因素引起的。

爱 心 提 示

科学研究表明，目前最突出的是高脂肪、低纤维素饮食与大肠癌、乳腺癌的发生关系密切。

含纤维少、脂肪多的食物，一般均含丰富的胆固醇，胆固醇能刺激胆汁分泌，使肠道内胆酸的结构与致癌物质多环芳香族化合物相似，可转化为致癌物质。

食物纤维素在保护人体健康和癌症的预防中的作用越来越受到重视，高纤维饮食可促进肠道蠕动，防止便秘，排除痔疮、肛裂的困扰。不仅如此，高纤维饮食透过纤维吸收水分，从而稀释肠道内的致癌物质。纤维素还能缩短大便排空时间，使肠黏膜与致癌物质的接触时间减少，试验证明，每人每日在饮食中加2~4汤匙纤维素，能使大肠中致癌物质水平下降2倍。

七、品茶注意事项

中国人自古有饮茶的习惯，形成了悠远而丰富的茶文化。茶叶中含有1%~5%的咖啡因、茶碱、可可碱，这些生物碱有兴奋中枢神经和利尿的功能，因此人饮茶后自觉精神振奋、疲劳消退、尿量增多、一身轻松。研究认为，茶叶有一定的防癌作用，但需注意，饮茶切忌过浓。

> **爱 心 提 示**
>
> 在食物结构中注意脂肪和纤维素的搭配，高热量精细食物的长期食用不利于身体健康，而一定量的蔬菜、杂粮是保护人体健康的必需品。

第三节 简单运动预防癌症

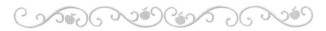

一、慢跑预防癌症

世界癌症基金会及中国癌症基金会 2007 年 10 月联合提议：每天进行 30 分钟的高、中等程度的运动可以预防多种癌症。所谓高等程度的运动主要针对青少年，建议活动时要做到全身出汗。所谓中等程度的运动比如慢跑、快速步行，会让呼吸加深，心跳轻微加快。

跑步是一种简单的运动方式，既没有高难度动作也没有严格的场地限制，却是提高人体免疫力的首选运动，慢跑可帮助人体抵御癌症侵犯。慢跑时人体吸入比平常多几倍至几十倍的氧气，使全身的脏器更好地运作，而人体如果长时间不锻炼，在缺氧状态下癌细胞会异常活跃，诱发癌症。老年人如果因腿脚不方便，慢走也是可以的，只是把时间适当延长点。如果能够在每天晚饭后，围着小区走几圈，长期坚持的话，能够增加机体的抵抗力。

> **爱 心 提 示**
>
> 慢跑还可以消耗体内多余的脂肪，防止肥胖或是超重，特别是女性脂肪过多会影响体内雌激素水平，增加患乳腺癌、子宫内膜癌等风险。

慢跑长跑法：每天一个小时的慢跑，最好去空气比较好的地方，锻炼时间应选择下午 3 点到 9 点期间，采用慢速度的有氧锻炼方法，也可由快速步行转入慢速跑。跑姿要保持上身稍向前倾，两臂微屈，步幅不宜过大，步伐宜轻松而有弹性，且要用鼻吸口呼的呼吸方法。老年人可根据自己的身体情况而定，如果感觉跑起来有点困难，大步走也可以。

除了跑步外，还应该从饮食上配合，以达到预防癌症的目的。过度肥胖会诱发消化道肿瘤、胰腺癌、直肠癌、结肠癌、乳腺癌、子宫颈癌及卵巢癌。肺癌、食管癌、贲门癌、胃癌、结直肠癌、肝癌、乳腺癌、子宫内膜癌等。

慢跑不仅能给大家一个好身体，还能给大家一个好的精神状态，因为慢跑能改善人的情绪，消除忧郁和烦恼，而精神因素在防癌中也占据了主要位置，心胸开阔、幽默风趣的人往往不容易受癌症威胁。

二、勤做家务比运动更防癌

据英国广播电台 BBC 报道，英国研究人员日前发表的研究结果显示，每周做 16~17 小时的普通家务包括扫尘、抹地、吸尘、烹饪、洗碗、洗衣服等，预防乳腺癌的功效最大，甚至比做各种运动或者长期进行体力劳动的职业都具有更高的防癌功效。

调查显示，较和缓但经常进行的体力活动，如做家务，其防癌功效，有可能比偶尔进行的激烈运动及休闲活动，要大得多。

第四节　几种癌症的预防要点

一、子宫颈癌的预防要点

（一）子宫颈癌的基础知识

1. 什么是子宫颈癌：子宫颈癌是由于宫颈上皮发生的恶性肿瘤，是女性生殖系统常见恶性肿瘤之一。严重威胁妇女的健康和生命。多发生于 40~60 岁的女性，平均年龄 54 岁。子宫颈癌的发生和发展是一个慢性过程，其演变时间从几年至十几年不等。早期子宫颈癌如能及时发现并治疗，治愈率可达 90% 以上。50 年前，子宫颈癌曾是女性肿瘤死亡的第一原因，由于子宫颈脱落细胞学检查的推广和普及，子宫颈癌的发生率已下降了 38%~57%，临床子宫颈癌的发生率下降了 67%，使许多癌前病变得到了预防，早期子宫颈癌得到了早期治疗，晚期癌较过去明显减少，五年生存率和治愈率显著提高。虽然近数十年筛查工作的开展已使子宫颈癌的死亡率有所下降，但准确的临床病理诊断是知道治疗方案的选择和评估预后最重要的影响因素之一。早期发现子宫颈的癌前病变对于预防子宫颈癌具有重要意义。

子宫颈癌的病因和发病机理尚未完全明了，一般认为与早婚、多产、宫颈裂伤、局部卫生不良，以及包皮垢刺激等多种因素有关，流行病学调查显示性生活过早和性生活紊乱是子宫颈癌发病的最主要原因。近 20 年来研究发现，经性传播人乳头状瘤病毒（HPV）感染可能是子宫颈癌致病因素之一。

2.子宫颈癌在临床上的肉眼分型：

（1）糜烂型。病变处黏膜潮红、呈颗粒状，质脆，触摸患处易出血。在组织学上多属原位癌和早期浸润癌。

（2）外生菜花型。癌组织主要向子宫颈表面生长，形成乳头状或菜花状突起，表面常有坏死和浅表溃疡形成。

（3）内生浸润型。癌组织主要向子宫颈深部浸润生长，使宫颈前后唇增厚变硬，表面常较光滑。临床检查容易漏诊。

（4）溃疡型。癌组织除向深部浸润外，表面同时有大块坏死脱落，形成溃疡，似火山口状。

（二）子宫颈癌的临床表现

宫颈上皮内瘤变、原位癌及早期浸润癌常无任何症状，多在普查中发现。子宫颈癌的主要症状是阴道流血、阴道分泌物增多和疼痛等。其表现的形式和程度与子宫颈癌病变的早晚及病理类型有一定的关系。

1. 阴道分泌物增多。大多数宫颈癌患者有不同程度的阴道分泌物增多。初期黏液样白带，随着癌瘤的发展，癌组织坏死脱落及继发感染，白带变浑浊，如淘米水样或脓样带血，具有特殊的恶臭味。

2. 阴道不规则出血。早期表现为少量血性白带及接触性阴道流血，一般是先少后多，时多时少。菜花性出血早，量也多，晚期癌肿侵蚀大血管后，可引起致命的大量阴道流血。由于长期的反复出血，患者常常继发贫血。

3. 疼痛为晚期宫颈癌的症状。

4. 其他症状。晚期宫颈癌侵犯膀胱时，可引起尿频、尿痛或血尿，甚至发生膀胱阴道瘘。如两侧输尿管受压阻塞，则可引起尿闭及尿毒症，是死亡的主要原因之一。当癌肿向后蔓延压迫或侵犯直肠时，常有里急后重、便血或排便困难，甚至形成直肠阴道瘘。晚期癌肿由于长期消耗可出现恶病质。

子宫颈癌的预防注意以下几点：

1. 不要早婚（20 岁以前）、早育（23 岁以前）及多育。

2. 减少性伴侣数量、杜绝性生活紊乱、性淫乱，要讲究性卫生。

3. 积极治疗男性的包皮过长、包茎，提倡做包皮环切术，保持男性外生殖器的卫生，消除包皮及包皮垢对子宫颈的不良刺激。

4. 积极治疗慢性子宫颈炎、子宫颈息肉，以免长久不愈发生癌变。

5. 提倡接受筛检，即定期（一般每年 1 次）接受妇科检查和子宫颈细胞检查。

6. 子宫颈癌术后患者定期追踪。追踪时间为：治疗后最初每月 1 次，连续 3 个月后每 3 个月 1 次，一年后每半年 1 次，第 3 年后每年 1 次。

二、乳癌的预防要点

（一）乳腺癌的基础知识

乳腺癌又称乳癌，是对妇女健康危害最严重的恶性肿瘤之一。其发病率仅次于子宫癌居第二位。

乳腺癌大多发生在 40~60 岁，或绝经期前后的妇女，尤其以 45~49 岁和 60~64 岁的女性发病率最高。

乳腺癌的病因：发现有许多因素能影响乳腺癌的发生发展：

1. 遗传性：有家族史的乳腺癌发生比无家族史的要高。特别是双侧乳腺癌患者和发病年龄较小者，这些妇女发生乳腺癌的危险性为一般妇女的 9 倍，可能与遗产因素有关，使其具有对乳腺癌的易感体制和病变内因。

2. 性激素紊乱：乳腺癌主要在妇女中发生，多发于绝经前、后及初潮早、绝经晚的妇女。此外与皮质激素代谢紊乱以及外源性雌激素也有一定关系。

3. 病毒：有些学者推测乳腺癌的病因可能为病毒，但还没有充足的流行病学依据。

4. 其他因素：与女性初潮年龄、绝经年龄、初产年龄，乳腺的良性疾病，饮食因素及肥胖，不良生活习惯等有关。

(二) 乳腺癌早期的临床表现

具体乳腺癌的早期临床表现：

1. 早期乳房内可触及蚕豆大小的肿块，较硬，可活动。一般无明显疼痛，少数有阵发性隐痛、钝痛或刺痛。

2. 乳腺外形改变：可见肿块处皮肤隆起，部分患者局部皮肤呈橘皮状，甚至水肿、变色、湿疹样改变等。

3. 乳头近中央伴有乳头回缩。乳房皮肤有轻度的凹陷（医学上叫作"酒窝征"），乳头糜烂、乳头不对称，或乳房的皮肤有增厚变粗、毛孔增大现象（医学上称为"橘皮征"）。

4. 乳头溢液：对溢液呈血性、浆液血性时应特别注意做进一步检查。

5. 区域淋巴结肿大，以同侧腋窝淋巴结肿大最多见。锁骨上淋巴结肿大者已属晚期。

(三) 乳腺癌的预防要点

1. 提倡适龄结婚（23 岁以后）、适龄生育（24~30 岁），母乳喂养 1 年至一年半。

2. 避免饮食偏于高脂肪高热量型，增加食物中纤维素成分的含量。

3. 积极治疗乳腺良性疾病，定期追踪乳房良性肿瘤，如乳房纤维腺瘤、乳管内乳头状瘤等，密切观察乳腺囊性增生病。

4. 提倡自我检查。自我检查即妇女自己检查乳房，自我检查既方便又简单，可以随时进行，随时发现病变。有 80% 的乳癌是患者自己偶然发现后得以诊断出。自我检查是早期发现乳癌患者，减少乳癌死亡率的最佳途径。

(四) 乳腺癌的高危人群

提倡所有的女性展开自我检查，没有人敢说自己是绝对的非乳癌患者，只不过人群中有患病概率的大小不同而已。

1. 35 岁的未婚妇女，35 岁仍未分娩的已婚妇女，有生育而未哺过母乳者。

2. 乳癌的高发年龄为 45~49 岁和 60~64 岁，这一年龄区段的妇女是自我检查的重点。

3. 有乳癌家族史者。

4. 有功能性子宫出血、甲状腺功能低下肥胖型的妇女。

5. 有过乳癌病史的妇女，对健康一侧乳房的自我检查。

(五) 乳房的自我检查方法

1. 脱去上衣，两臂自然下垂，对镜观察双乳头是否对称，有无异常。

2. 两臂上举抱头，再观察双乳是否对称，有无肿块或皮肤陷窝。

3. 仰卧，肩下垫一扁枕头，将手指伸直，平着触摸乳房各区域。

4. 顺序检查乳腺各区域后，再将手指伸入腋窝顶部（此时该臂宜下垂），同样用伸直的手指，检查腋下有无肿大的淋巴结。

5. 检查乳晕区（用指压），观察乳头有无液体流出。左手查右乳房，右手查左乳房。

(六) 乳房自我检查的要点

1. 30 岁以上的妇女最好每一个月进行自我检查一次乳房，最好在月经结束后一周，乳房最少充血的时候进行。

2. 在乳癌高发区，乳房的外上方是检查的重点，其次是乳房的中心区。

3. 检查时，只能以平伸的手指轻轻按下，反复触摸，不能抓捏，正常的乳腺组织极易抓捏成"肿块感"，平按的乳腺组织呈扁平而柔软或隐现条索感，而不是包块、肿物感。

4. 自我检查不能推拉，因为真正的恶性肿瘤受到推拉挤压后易造成癌细胞的扩散。

三、向"癌中之癌"——肝癌挑战

(一) 肝癌的基础知识

医学数据统计，我国每年死于肝癌的患者约 10 万人。由于肝癌恶性程度高，病情发展快，治疗难度较大，已成为威胁人类健康和生命的严重疾病。为预防肝病，降低人们患上肝癌的概率，在这里给大家介绍一下可能引起肝癌常见的各种因素以便防止癌症的发生。

除了肝炎患者容易得肝癌外，由于工作紧张、精神压力大，长期处于亚健康状态，造成免疫力低下的白领人士，也易诱发肝癌。肿瘤专家说，有很多肝癌是吃出来的。

首先，长期酗酒是损害肝脏的第一杀手。因为酒精进入人体后，主要在肝脏进行分解代谢，酒精对肝细胞的毒性使肝细胞对脂肪酸的分解和代谢发生障碍，引起肝内脂肪沉积而造成脂肪肝。酒精越多，脂肪肝也就越严重，还可诱发肝纤维化，进而引起肝硬化。

其次，吃霉变的花生、玉米以及用不洁净的油炸出来的油条，腌制的不新鲜食品，也可使肝癌的发生率增加 33%~66%。

(二) 肝癌的临床表现

1. 基础症状：肝癌病情发展缓慢，症状很不明显，缺乏典型症状，容易被忽视。多在肝病随访中或体检中应用查血甲胎球蛋白以及 B 型超声检查偶然发现肝癌，此时患者既无症状，体格检查也缺乏肝肿瘤本身的体征，此期称为亚临床肝癌。一旦出现症状而来就诊者其病程大多已进入中晚期。不同阶段的肝癌，其临床表现有明显差异。

2. 肝癌的临床表现：

（1）肝区疼痛：这种症状最常见，多呈持续性钝痛或胀痛，疼痛可放射至右肩或右背。向右后生长的肿瘤可致右腰疼痛。突然发生剧烈腹痛和腹膜刺激征提示癌肿块在包膜下出血或向腹破溃。

（2）消化道症状：食欲减退、消化不良、恶心、呕吐和腹泻等，因缺乏特异性而易被忽视。常易被误诊为慢性胃炎而延误治疗。

（3）乏力、消瘦、全身衰弱。晚期少数患者可呈恶病质状。

（4）发热：一般为低热，偶达到39℃以上，呈持续或午后低热或弛张型高热。癌肿压迫或侵犯胆管可并发胆道感染，出现皮肤黏膜发黄，而且逐日加重。

（5）转移灶症状：肿瘤转移所到之处有相应症状，有时称为发现肝癌的出现症状。如转移至肺可引起咳嗽咳血，胸膜转移可引起胸痛和血性胸水等。

（6）其他全身症状：癌肿本身代谢异常或癌组织对机体发生各种影响引起的内分泌或代谢方面的综合征，常见的自发性低血糖症、红细胞增多症，其他罕见的有高脂血症。

3. 癌症的体征：

（1）肝肿大。有的会伴有明显压痛。

（2）脾肿大。

（3）腹水。草黄色或血性。

（4）黄疸。

（5）肝区血管杂音。

（6）肝区摩擦音。

（7）转移灶相应体征。

（三）肝癌的预防要点

肝脏因其解剖结构上和生理功能上的特殊性，使早期肝癌的症状和体征隐秘而不宜察觉，待被人发觉而居中晚期时其进展又迅速，存活期极短，死亡率高，因而被称作"癌中之王"、"癌中之癌"。

因此，攻克肝癌的关键在于预防，肝癌的 I 级预防包括如下措施：

1. 防止粮食发霉，免受黄曲毒素的污染。不吃一切发霉的粮、油、食品、蔬菜等。

2. 改进饮水品质，预防寄生虫的侵害。池塘水、井水、自来水的不同饮水水源，表现出不同的肝癌发病率，因而逐渐将自然水转变为处理后的自来水饮水，是预防肝癌的措施之一，这一点在偏远地区尤为重要。

3. 采取一切措施预防乙型肝炎的横向传播，减少慢性乙型肝炎患者，以防向肝癌发展。

4. 对新生儿及儿童普遍接种乙肝疫苗，防止他们进入成年后成为慢性肝炎及肝癌。

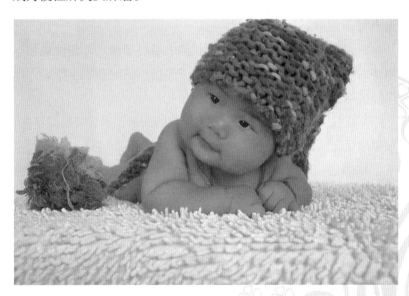

5.积极治疗慢性肝炎。尤其是乙肝、HbsAg（乙型肝炎表面抗原）阳性者，要定期复查肝功能、肝脏超声波等，终身注意饮食和药物上的保肝措施，以减少向肝癌发展的可能。

四、治愈各种癌前病变

癌前病变，即指身体某一器官或组织出现的某种病态表现，虽然目前对健康没有明显影响，但经过适当长的时间后，它们可能演变为癌肿。苏联肿瘤学家彼得罗夫教授认为，预防癌症的首要方法之一是发现和治疗慢性癌前疾病。因此，及时诊断、治愈这些癌前病变，对预防癌肿发生具有十分重要的意义。

癌前病变多种多样，主要有以下几种：

（一）皮肤

1. 皮肤黏膜白斑。多发于口腔、外阴、子宫颈黏膜、阴茎、包皮等处。如果白斑粗糙突起、质地坚韧，继而发生溃疡，可能发生癌变。患有这种疾病的人应注意性生活的卫生，避免发炎性刺激，同时积极医治，必要时手术切除，绝大多数患者可获痊愈。

2. 慢性溃疡、疤痕。小腿上长期的慢性溃疡、外伤性或化学损伤的溃疡，及大面积烧伤、烫伤或冻伤后的疤痕发生溃疡，如果经久不愈也会癌变，应及时处理。

3. 皮肤角化病：大都发生在老年人的面部、手臂等暴露部位，如果角化逐渐加重，范围扩大，应加以注意。

4. 黑痣：平静状态的痣相当安全，而短期内出现色痣的颜色加深、体积增大、变硬、表面潮湿、结痂、易出血、有痒或痛感、表面原有的毛发脱落等局部变化，均应视为有良性痣发生恶变的可能。

（二）消化系统

1. 食道与胃。食道、胃黏膜的慢性炎症，黏膜上皮增生，要进行中西医结合治疗；受酸碱腐蚀损伤或机械损伤造成的食道管壁瘢痕狭窄，要预防饮食和异物的进一步刺激；食道息肉借助食道镜切除；久治不愈的胃溃疡、胃息肉应手术切除。

2. 大肠。大肠的腺瘤、乳头状瘤、多发性息肉、慢性溃疡性结肠炎、结肠憩室炎以及血吸虫病引起的肠道黏膜增生，均可能癌变，因此均应予以有效治疗。此外防止经常性便秘，减少粪便中癌毒对肠道的刺激作用。

3. 肝脏胆囊：慢性肝炎、肝硬化，应用有效的内科保肝治疗，有利于预防肝细胞恶变。积极治疗胆结石。据临床统计，2%~3%的胆结石会恶变，这与胆石的长期刺激有关，80%的胆囊癌前身有胆结石病史。

（三）性器官

1. 乳腺：目前认为乳腺囊性增生病、乳腺导管内乳状瘤、乳腺纤维腺瘤，均是癌前病变尤其是家族中有乳癌病史者更应注意，应当施行一般外科手术或追踪治疗。

2. 子宫、卵巢：子宫颈上皮内瘤变就是一种癌前病变。有10%~20%的良性卵巢瘤会发生恶变。

3. 阴茎、睾丸：90%以上的阴茎癌患者有包茎及包皮过长的问题，因此提倡及尽早进行包皮环切术。睾丸恶性肿瘤21%~33%是由隐睾引起的，隐睾即是睾丸在腹股沟内没有下来。如果发现隐睾，则应在6~7岁时施行手术将其降至阴囊内固定。

（四）甲状腺

甲状腺腺瘤、结节性甲状腺肿是甲状腺癌的癌前病变，应以一般外科行手术切除。

（五）软组织、骨骼系统

软组织良性肿瘤近来有增加趋势，应定时追踪或切除，顽固性慢性淋巴腺炎反复发作，也应切除。外生骨疣基底增宽，并侵犯骨髓，应将整段骨骼切除。

癌症的诊断

大量的临床实验证明，恶性肿瘤的预防，关键在于肿瘤的早发现、早诊断，以及尽早采取治疗措施。据统计，若能对早期癌症做出正确的诊断，50%以上的肿瘤可以治愈。五年生存率也能提高到 80%~90%。例如，乳腺癌若能早期发现并及时手术治疗，则五年生存率可达 85%以上，而晚期生存率只能达到 50%。子宫颈癌早期诊断、早期治疗后，5 年生存率可达 90%以上，而晚期生存率仅占 45%。

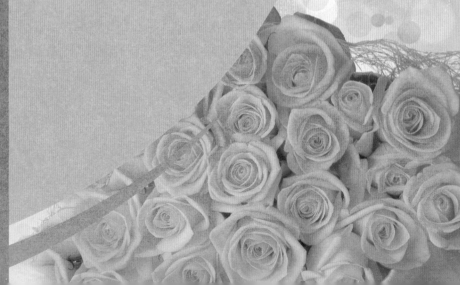

第一节 癌症的早发现、早诊断

一、癌症是可以早期发现的

中、晚期癌症临床症状比较典型，诊断不难，但治疗效果不理想，死亡率高；而早期癌症，诊断虽有一定的困难，但根治的概率很大，所以治疗早期癌症才是使患者得到根治的关键所在。

> **爱 心 提 示**
>
> 要治疗早期癌症，需要早期发现、早期确诊。大多数癌症在其早期是有临床表现的，医学家们不断地揭示它们，只要人们掌握了癌症的发生发展规律，是可以早期发现癌症的。

人体发生的各种恶性肿瘤，其中大部分发生和生长于身体的体表或易于检查的部位。如皮肤癌生长在皮肤上；唇癌、舌癌、鼻咽癌、喉癌、扁桃体癌、腮腺癌、甲状腺癌等均发生于人体五官及头颈部；乳腺癌发生于突出于体表的乳房中；阴茎癌、女性外阴癌、子宫颈癌、肛门癌、直肠癌、骨癌、恶性淋巴癌、软组织肉瘤等均在身体极易检查到的部位。这些部位有癌性病变时，局部会有诸如肿块、出血、疼痛等不适感，人们可以直接感受到癌症的骚扰所带来的肌体反应。

发生在体腔内的恶性肿瘤，如胃癌、食道癌、肺癌、胰脏癌、肾癌、膀胱癌、前列腺癌、脑瘤等，虽被体腔所掩盖，但这些癌症分别以不同的途径，如消化道、泌尿道或神经系统的症状反映出来，人们从这些早期带有象征性的信号中，可以洞察到这些内脏肿瘤的存在。

况且，恶性肿瘤从第一个癌细胞的出现，至发展到对人生命构成威胁，需要经过相当长的时间，尤其是早期癌症的生长发展很慢，人们有足够的时间去随时发现它并迅速治疗，消灭之于萌芽状态。

> **爱　心　提　示**
>
> 　　子宫颈癌从原位癌发展到浸润癌要经过5~8年，有的甚至长达12年，这一阶段在临床上是没有典型表现的，而这一阶段的治疗效果十分良好。

当然并不是没有留心这些早期信号的存在，或留心而没有发现异常或不全知什么是早期信号的人，这种早期癌症的萌芽状态已经注定是可能致命的晚期了。如胃癌的首发症状中，上腹痛者占1/3，而食欲不振、体重减轻、上腹饱胀压迫感为首发者大约各占1/5。如果单凭上腹部疼痛才考虑胃癌，就会使一半以上的患者失去早期诊断的机会。

还有些脏器癌症，早期虽然没有典型的症状，至有症状即为中晚期，我们可以通过检测手段，来发现它早期存在的状态。如肝癌就是典型的例子，当癌肿发展至直径为5厘米以上时才有症状，但治疗效果极差，而血清甲胎蛋白（AFP）的测定，可以发现直径为1~3厘米的癌肿，这正是早期治疗的好机会。

总之，癌症终归有它的早期表现或比较合适的早期发现癌症的检测方法，只要人人重视、人人留心，癌症是可以早期发现的。

二、肿瘤的早期警号

1. 为了使大家都注意到癌症的最早期或癌前期的可疑表现，世界卫生组织提出了八大危险信号：

（1）在乳房、皮肤、甲状腺或舌部发现可触及的硬结或硬变；

（2）有显著变化的黑痣或疣（赘瘤）；

（3）找不到明确原因的持续性嘶哑、干咳及吞咽困难；

（4）找不到明确原因的持续性消化不良；

（5）月经期不正常，大出血以及月经期外大出血；

（6）不明原因的鼻、耳、尿道、肠道出血；

（7）经久不愈的伤口，不消的肿胀；

（8）不明原因的体重持续下降。

2. 美国癌症协会提出注意癌症的七大危险信号：

（1）排便或排尿习惯的改变；

（2）不愈合的溃疡；

（3）不寻常的流血或分泌；

（4）乳房或其他部位出现肿块或局部增厚；

（5）消化不良或吞咽困难；

（6）疣或痣有明显改变；

（7）声音嘶哑或持续咳嗽。

3. 全国肿瘤防治办公室则提出可能发生癌症的十大危险信号：

（1）乳腺、皮肤、舌或身体其他部位有可触及的或不消的肿块；

（2）疣（赘瘤）或黑痣明显变化（如颜色加深、迅速增大、搔痒、脱毛、渗液、溃疡、出血）；

（3）持续性消化不正常；

（4）吞咽食物时哽噎感、疼痛、胸骨后闷胀不适、食道内异物感或上腹部疼痛；

（5）耳鸣、听力减退、鼻塞、流鼻血、抽吸咳出的鼻咽分泌物带血、头痛、颈部肿块；

（6）月经期不正常的大出血，月经期外或停经后不规则的阴道出血，接触性出血；

（7）持续性嘶哑、干咳、痰中带血；

（8）原因不明的大便带血及黏液和腹泻、便秘交替，原因不明的血尿；

（9）久治不愈的伤口、溃疡；

（10）原因不明的较长时间体重减轻；

对以上所列的危险信号，我们如果非常熟悉，这将大大有助于我们早期发现癌症。

三、人们应具有一定的防癌意识

1. 平时要了解、把握癌症的征兆，熟悉癌症的警告信号。

2. 了解自己是否处在癌症高发人群中。自己年龄、生活环境、工作性质、不良嗜好、家族中有无癌病史，自己是否出生或居住于某种癌症的高发区等。

3. 注意自身身体发生的变化。

4. 学会自我检查的方法，如妇女要会自我检查乳房，定期去医院接受体检等。

5. 若身体出现某些不适、某些症状或与平素不同的变化之后，不能轻易认为是原有疾病的表现，应该到医院仔细检查一下，有没有别的病症或癌症出现。可请家人检查，或去医院检查。

6. 积极参加健康筛检工作，如实向医生反映病情。

7. 发现异常情况要立即去医院检查。在检查过程中不要经常更换医生，或频繁更换医生，最好有固定的诊疗医生。必要时要去条件好的较大的医院做进一步检查。

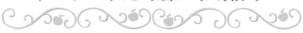

第二节　常见的癌症早期信号

下面简单介绍一下常见的几种癌症的早期的可能症状，供大家参考。出现下面症状后，要冷静地对待，一方面要引起注意，另一方面也不要过于疑神疑鬼，造成过重的精神负担，最好是及时地去看医生，听从医生的吩咐。

1. 胃癌：持续性的消化不良，食欲减退；食后上腹部闷胀感及某种压迫样不适感；心窝部隐隐作痛，或胃绞痛变得严重而没有规律；全身乏力和容易疲劳；原因不明的贫血伴有日益消瘦；经常有打嗝、恶心、呕吐或呕血、解黑便；有时表现为便秘或下腹痛；老年人出现胃溃疡症状。

2. 食道癌：进食时胸骨后（或心窝部）有不适感、闷胀感或

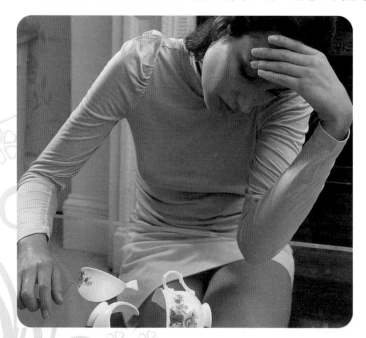

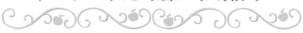

有针刺样、烧灼样疼痛（特别是吃酸、辣刺激性食物后）；持续性的吞咽异物感或喉头异物感。

3. 原发性肝癌：常有症状隐匿，早期症状不明显或缺乏特异性。大多先有肝区疼痛；食欲逐渐减退，食后腹胀，消化不良，恶心、呕吐、乏力、消瘦、全身虚弱；可以见到顽固性腹泻；慢性肝病患者有明显体重下降。

4. 肺癌：早期常无明显症状，但见到咳嗽和痰中带血则要特别注意。

5.子宫颈癌：早期症状并不很明显，性交后出血或用力时阴道出血；停经者不规则的无痛性阴道出血；白带等分泌物过多；月经的规律性反复失常。

6. 鼻咽癌：鼻塞、流鼻血、涕血，常常呈现单侧性；单侧听力减退及耳鸣复视、视力下降及眼球转动失常；单侧性头痛；吞咽困难及呛咳；颈部淋巴结肿大及颌下方无痛性肿块。

7.大肠癌（即结肠与直肠癌）：大便品质和习惯改变；便血或便内有少量血样分泌物，便秘、腹泻或两者交替出现；痢疾样便质与便意；大便变细；持续性、阵发性或抽搐痉挛样腹痛及腹部下坠感；尾骨区域隐痛；找不到原因的失血。

8. 乳腺癌：乳房触摸到的单侧性无痛性硬块；非哺乳期妇女的单侧乳头溢液或乳头溢出血样分泌物；乳房皮肤变紧或有皱纹，即呈橘皮样改变；一侧乳房较对侧凸起或凹下；单侧乳头发生紧缩现象或周围出现湿疹现象。

9. 膀胱癌：无痛性血尿；排尿障碍；排尿突然中断或排尿时疼痛；下腹部肿块。

10. 白血病：发病急骤的白血病病例常以发热、持续性贫血或明显出血以及全身疼痛为首先症状，而发病缓慢者，则以较长时间的乏力、食欲不振、动后气急等症状开始，均可出现程度不等的淋巴结肿大。

11. 皮肤癌：黑色素癌或黑色素肉瘤多由色素痣转化而来，它的发生，与原发色素痣的大小无关，而与其种类有关，交界痣容易恶变。开始时，痣部常发生刺痒或刺痛，增生或变色，周围发生炎性红晕或卫星样小黑点，表面硬结、结痂、溃疡中出血，体积迅速增大，其上毛发突然脱落，尿中发现黑色素。或在原先生长的疣（或赘瘤）外突然痛痒、出血或迅速生长等；头颈或其他皮肤有疣状隆起、略硬的浸润斑块，出现局限性干结，发生痂层或向纵横增生；溃疡经久不愈或不断渗血。

12. 甲状腺癌：甲状腺（在喉结下方）呈现增大、变硬和移动度变小，或出现一个质地坚硬的肿块。有数年甲状腺肿病史，而后甲状腺突然增大。如果甲状腺逐渐增大，也可表现出呼吸不畅、吞咽障碍等症状。

13. 骨癌：大多发生于青少年，好发部位在膝上膝下，民间称为"人头疮"；上臂上段、大腿上段也有发生。局部疼痛，并以夜间为重，逐渐发展的局部肿大。常常有外伤病史。由于局部肿痛常引起肢体功能障碍。

14. 恶性淋巴瘤：多见于青壮年，少年儿童也不少见。可以在颈、腋、腹沟部摸到潜在淋巴结的无痛性肿大；有时感到发热；有时可见皮肤瘙痒，全身乏力，消瘦、盗汗等。

15. 阴茎癌：约 90% 发生于包皮过长或包茎者。一般年龄在 30~50 岁。包皮内面冠状沟或龟头部有丘疹、疣变或溃疡。包皮内常感到瘙痒、烧灼或疼痛。逐步严重后可以见到龟头部有菜花样改变。

16. 睾丸癌：大多发生在 20~40 岁的青壮年，早期症状较少，一般要在肿瘤逐渐长大后才被发觉。隐睾者也常发生，当发现在腹股沟或下腹部出现肿物，应加以注意。

17.子宫绒毛膜上皮癌：该癌 50% 继发于葡萄胎，25% 于流产之后发生。故在葡萄胎排除后或流产阴道仍流血；或是曾经患过葡萄胎、有流产史、生产史者又突然出现大出血。此癌绝大部分发生在育龄妇女，尽管发病率很低，但恶性程度却极高。

第三节　医院的常用检查方法

一、放射线检查

放射线检查应用范围广泛，包括头、颈、胸、胃肠道和肝、胆、胰系统、乳腺、泌尿系统及四肢骨肿瘤的诊断。放射线即X线，可发现肿瘤的部位、大小、浸润及转移等情况，特别是一些新技术的发展应用，为肿瘤的早期发现和早期诊断开辟了新的途径。例如，肝血管造影（肝动脉或门静脉）可以显示 1~2 厘米

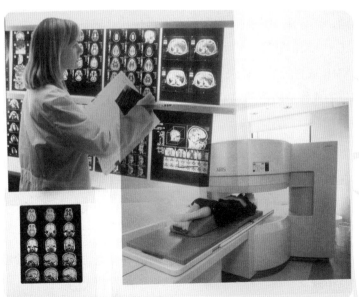

大小的癌结节。

二、CT 检查

CT 即计算机 X 线断层扫描，也是 X 线检查方法的一种。经过仿真——数字转换器转换成数字信号送入计算机处理，得到该层面各单位容积的 X 线吸收值，并排列成数字矩阵。CT 检查可发现 1 厘米大的病变组织，所以对早期肿瘤或病变范围较小的肿瘤具有诊断价值。

三、核磁共振检查

核磁共振成像（NMR）是 20 世纪 70 年代发展起来的新技术，它利用核磁共振的原理成像。

核磁共振成像比 CT 检查成像更先进，能够观察局部化学或生理的变化。

由于人体内氢原子核分布广，且不同组织、不同器官的含氢量不同，同一组织内正常的和病变的部位质子密度也有差异，因此临床上 NMR 是透过检测人体中氢原子核中的质子来得到图像的。NMR 成像分辨率较高，尤其是在脑、胸、四肢及肝、胆、胰等部位的成像清晰度超过 CT。

四、干板照相

在对乳腺癌及骨肿瘤的检查中常应用干板照相。

五、放射性同位素检查

放射性同位素诊断具有无创伤、简便等优点。对肿瘤的诊断，特别是甲状腺、脑、肺、肝等处的肿瘤诊断有较大的帮助。

六、超声波检查

由于肿瘤的结构、密度和血管分布等与正常组织不同，所以当超声波抵达两者交界面时，即会有一部分能量反射回探测器，这就是超声波诊断肿瘤的物理基础。

B型超声波诊断仪是根据反射波强弱的不同，将其变为强弱不等的光点，并在荧光幕上同步显示。构成所检查部位的切面图像（即声像图）。可以从图像上观察病变组织的大小、范围、部位及周围组织的关系。

新型的 B 型超声波诊断仪与计算机结合，使其功能更为扩展，可使图像冻结、对比、测量等功能同时进行，还可用一次成像照相机将图像拍摄下来作永久保存。

超声波检查常用于脑、眼、乳腺、肝、胆、胰、肾、子宫等器官的占位性病变及胸腹水多少的判定，通常对 2 厘米的肿物即能探测出来。无损伤、无痛苦，可反复检查、动态观察。

七、热像图检查

热像图是一种用物理技术来早期发现肿瘤的方法。热像图对乳癌的早期诊断是有一定意义的。

八、甲状腺同位素扫描

临床上广泛采用放射性碘作为显像剂，显示甲状腺的位置、形态、大小及病变的部位、范围和功能状态，观察甲状腺结节的功能状态。

九、脱落细胞检查

这是从细胞学检查的角度来发现癌细胞。癌细胞脱落比正常组织快，凡与外界相通的器官，如鼻、咽、喉、肺、消化道、泌尿道，及女性生殖器官等都可采用此方法进行检查。如从痰液和支气管冲洗液检查可查出肺癌细胞；对上消化道可采用口腔黏膜刮片、食道拉网、胃冲洗液检查脱落细胞；胸腹腔积液抽取检查等。

十、病理检查

如肿瘤位于体表，可将其部分或全部切除进行病理检查，亦可透过活检钳钳取体表及内视镜下的肿物组织进行活体组织检查。还可采用针吸检查法，即用一细针穿刺入瘤体并抽吸，将吸出的组织进行细胞学的病理检查。如果查出癌细胞就可说明所吸取组织的部位存在恶性肿瘤。

肿瘤组织在细胞形态、组织结构、代谢生长过程中都与其发源的正常组织有差异。有的肿瘤组织与正常相似，成熟度较高，称为高分化肿瘤。反之肿瘤组织与正常组织相差很大，成熟度差，即分化程度低，称为低分化肿瘤。病理检查通常根据肿瘤细胞分化程度的高低，将其恶性程度分为三级：Ⅰ级为分化较好的分化，Ⅱ级为分化较差的分化，Ⅲ级为分化最差的未分化。一般说，分化高的预后较好，转移少；分化差的预后也差。但肿瘤恶性程度越高，对放疗、化疗的敏感性也越大。

病理检查报告原位癌，是指癌变仅限于黏膜上皮层内或皮肤表皮层内，常波及上皮全层，但未浸润到黏膜下层或真皮层。它是一种早期癌，继续发展可能演变成为浸润或侵袭癌。原位癌可保持

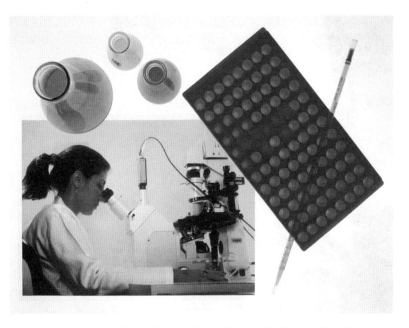

5~10 年，完全有时间进行有效的治疗。原位癌经过若干年之后，在适当条件下，癌细胞继续发展，穿透基底膜侵入固有膜或黏膜下的表层，称为早期浸润癌。如能及时做手术治疗，预后亦是好的。

十一、内视镜检查

目前常用的内视镜有：纤维支气管镜、鼻咽镜、纤维喉镜、纤维食道镜、纤维胃镜、纤维十二指肠镜、直肠镜、纤维结肠镜、纤维膀胱镜、阴道镜、腹腔镜、纵隔镜等。透过内视镜检查，能直接观察检查到脏器内腔的病变，确定其范围、部位及进行活体检查，极大地提高了诊断的准确率。透过内窥镜还可进行局部治疗。

纤维内视镜是利用光导纤维来传送光源（称冷光源）和图像。光纤管柔软，末端物镜的方向和视野均可调节和控制，且同时可以送气送水，活检做病理检查、注射药物或做雷射、电灼治疗。如胃出血时，可以透过胃镜来进行急症止血。

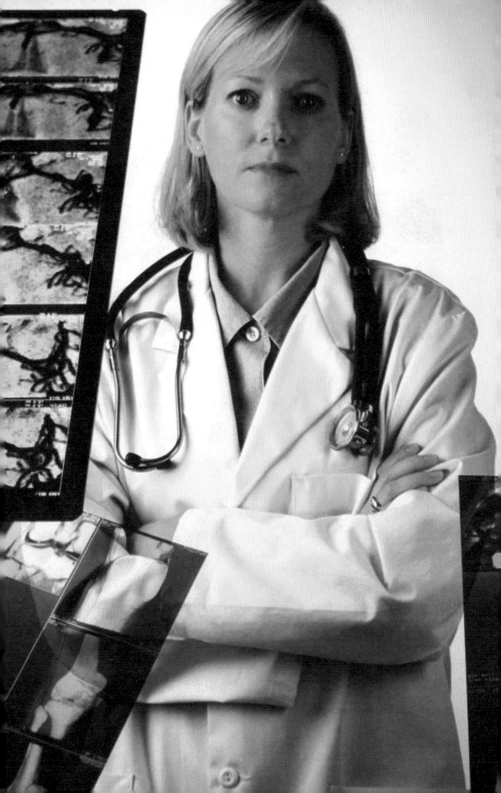

十二、免疫学诊断方法

目前临床上常用的肿瘤免疫诊断方法有：

（一）甲型胎蛋白（AFP）测定

甲胎蛋白对原发性肝细胞癌有早期诊断价值，可于症状出现数月前在血中测出，现已广泛应用于肝细胞癌的早期普查。肿瘤切除后或有效治疗后，血清中甲型胎蛋白浓度往往下降，复发时则升高，故常用作判断肝细胞癌根治效果及预后。

对原发性肝癌的诊断符合率约在 90%，但 AFP 的升高，不是原发性肝癌所特有，常见 AFP 升高的疾病有多种：

1. 原发性肝癌。

2. 急性肝炎：AFP 升高为"一过性"的表现。

3. 慢性肝炎：升高虽为"一过性"，但较急性持续。

4. 肝硬化：AFP 测定情况与慢性肝炎为相同。

5. 内胚源肿瘤：有人统计 25% 的胰脏癌，18% 的胃癌，5% 的结肠癌以及 7% 的肺癌会有不同程度的 AFP 升高。

6. 卵巢与睾丸的生殖细胞癌：有的病例会有不同程度的 AFP 升高。

（二）癌胚抗原（CEA）测定

癌胚抗原是消化道肿瘤中发现的一种相关抗原，连续测定癌胚抗原，对结肠癌患者的疗效及预后判断有一定的价值。对起源于肠道以外的恶性肿瘤和肺癌，血清癌胚抗原水准，亦有增高显著者。

（三）铁蛋白和同功铁蛋白测定

在肿瘤患者的血清中，铁蛋白的浓度显著上升。有报道说，85% 的肝癌患者血清中铁蛋白浓度升高，其阳性率高于其他肿瘤，故铁蛋白浓度的测定，常被作为肝癌患者的第二种标记。

（四）胃病的胚性硫糖蛋白抗原测定

这是检验患者胃液中的胃癌抗原，假若患者胃液中的胃癌胚性硫糖蛋白抗原阳性，则患胃癌的可能性较大。

（五）血清 EB 抗体的测定

EB 病毒是一种有诱发肿瘤作用的病毒，鼻咽癌患者的血清中常有很高的抗 EB 抗体，故本法对鼻咽癌的早期诊断，以及为患者进行随访观察提供了有效线索。

第四章

癌症的西医治疗

长期以来，癌症被视为不治之症。这种看法是片面的。事实上，由于医学科学的发展，人们对肿瘤发生和发展律的认识已有很大提高，临床经验的累积和各种治疗方法的改进，透过早期发现、早期诊断、早期治疗，以及综合应用中西医结合的多种治疗方法，近年来肿瘤的治愈率和缓解率均有显著的提高。

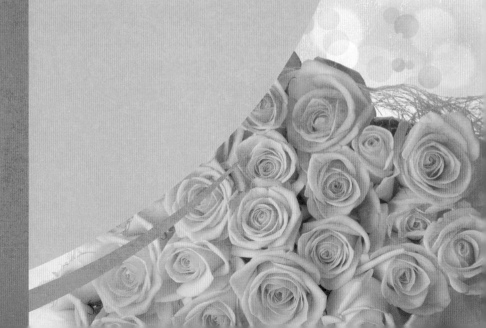

第一节　癌症是可以根治的

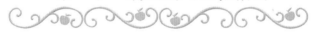

　　长期以来，癌症被视为不治之症。这种看法是片面的。事实上，由于医学科学的发展，人们对肿瘤发生和发展规律的认识已有很大提高，临床经验的累积和各种治疗方法的改进，透过早期发现、早期诊断、早期治疗，以及综合应用中西医结合的多种治疗方法，近年来肿瘤的治愈率和缓解率均有显著的提高。

> **爱　心　提　示**
>
> 　　癌症并非是不治之症，世界卫生组织已将癌症示为"慢性病"，是可防、可治、可长期存活的。

　　事实上，人类对战胜癌症已经付出了巨大的努力，并取得了巨大的成果，专家们早已宣布了：癌症不是绝症，是可以治愈的！随着人们对癌症的更深刻的认识、探索，临床上普查的广泛开展、诊断技术的提高和临床治疗经验的不断累积和治疗方法的步步改进，这种治愈率、治愈范围正在逐渐提高或扩大。

　　最近几年来，全国许多地方透过早期发现和治疗方法的改进，很多早期肿瘤如食道癌、子宫颈癌、乳腺癌的五年治愈率都已超过或接近90%。即使中、晚期患者，透过积极恰当的综合治疗，也都有相当比例可以治愈或者带癌生存。其中治疗进展较快的有头颈部癌、恶性淋巴癌、睾丸癌和骨癌等。在20世纪80年代还是"不治之症"的儿童急性白血病，透过药物综合治疗和其他辅助治疗措施，有近90%的患儿可以治愈。同样曾被认为恶性程度很大、死亡率很高的子宫绒毛上皮癌（简称绒癌）和恶性葡萄胎，也取得了非常可喜的治疗效果。

52

一些难治的癌症，如肝癌，原来只有 3~6 个月的平均生存期，而现在 II 型患者的一年生存率能达到 36%~60%。如为早期肝癌，手术切除后一年的生存率达到 88.0%，两年的生存率达 76.5%，三年的生存率达 66.7%。如恶性程度很大、死亡率很高的妇女子宫滋养叶细胞肿瘤，现在 70%~80% 可以彻底治愈。

癌症要综合治疗

在癌症防治的临床实践中，人们越来越认识到，虽然手术、放射线和药物都能治愈不少患者，但每种治疗都有一定的局限性和不足之处。如何合理地使用、综合现有的各种治疗手段，争取得到更好的疗效，这是很重要的。

综合治疗是多学科密切配合、协同作战的工作，而不是一种治疗手段失败后再推给另一种治疗手段。同时，治疗必须以不损害患者利益为前提，一定要运用得当，要有严格的科学性。

治疗癌症的主要方法是手术、放射线、中西药物和免疫治疗，还有冷冻治疗等。手术治疗和放射线治疗主要是局部范围的治疗，而药物和免疫治疗则着眼于全身为主。目前广泛采取的是多种方法综合治疗，如药物治疗同时做气功，放射线治疗同时服中药等，改善患者的情况较单一的治法更好。上述疗法常有一些并发症，患者及其家属要配合医生消除这些并发症。

在综合治疗过程中，特别应该重视用中西医结合的方法来进行治疗。大陆各地广泛开展了抗肿瘤中草药的筛选、试用、研究，出现了不少可喜的苗头。中西医结合综合治疗子宫颈癌、滋养叶细胞癌、肝癌和恶性淋巴瘤等都取得了较好的效果。应用中医治疗癌症的有效治则（如扶正祛邪、活血化瘀、清热解毒等）、有效方药（如免疫型中药、抗癌中药等）、有效治法（如气功、针灸、药物等），这方面内容将在有关章节中分别介绍。

因此，对癌症的治疗要充满信心，任何悲观失望和无所作为的论点都是要不得的。

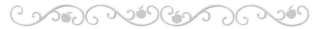

爱 心 提 示

在治疗过程中，对患者的心理治疗也很重要，要注意对患者的良性心理影响，调动患者的抗病能力，树立战胜癌症的信心。

第二节 手术治疗

对肿瘤进行外科的手术切除，这是癌症治疗中重要的方式之一，多应用于早、中期患者，对某些早期实体癌瘤是首选的方法。但对某些属于全身性患病的癌瘤，如白血病，则无法施行外科治疗；恶性淋巴瘤较易蔓延到全身，外科治疗的机会亦不多，需要采用其他方法治疗。

一、手术治疗的种类

根治性手术

凡肿瘤局限于原发部位和邻近区域淋巴结，患者全身情况较好，且已知手术治疗效果较好者，皆宜行根治性手术。所谓根治性手术是指手术范围包括肿瘤全部及其所在器官或组织的大部或全部，必要时还需将该部位周围的淋巴结转移区整块切除。

长期以来广泛应用的所谓典型根治性手术有：乳腺癌根治术、口腔癌根治术、子宫颈癌的Ⅰ期和ⅡA期根治术及直肠癌、结肠癌、胃癌、贲门癌、甲状腺癌、皮肤恶性黑色素瘤、睾丸畸胎瘤等根治术。

姑息性手术是指不能完全彻底地切除癌症病灶的手术。施行这种手术的目的在于：切除部分肿瘤包块和区域淋巴结，以减轻症状，减轻疼痛；切除溃疡型癌症以减少出血和感染；处理病理性骨折和骨转移，减轻咳嗽和气喘以改善睡眠、解除窒息、消除梗阻等，从而减少并发症及提高生活质量。

姑息性手术有器官部分的切除术、肠管吻合改道术、神经阻滞术、血管结扎术等。这些手术均需以不增加患者过多负担、减

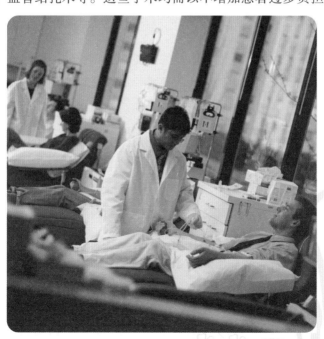

轻痛苦、延长有品质的生命为准则。

由于恶性肿瘤常发生区域淋巴结转移，故在原发瘤切除后或切除的同时，连续整块地将区域淋巴结清除，作为手术治疗的组成部分，这称为区域淋巴结清除术。某些口腔癌和皮肤癌，也可在原发癌控制和治愈后，分阶段或分期进行区域淋巴清除术。

根据有无区域淋巴结转移的不同情况，一般分为预防性和治疗性两类清除术。预防性清除要对临床上摸不到肿大淋巴结而病理检查阳性者施行，治疗性淋巴结清除术要在原发瘤已能控制的情况下采用。

目前常用的有颈淋巴结清除术、腋淋巴结消除术、腹股沟淋巴结清除术、腹膜后淋巴结清除术等。

二、手术治疗的适应证

(一) 局部复发癌能再做手术治疗吗

对于复发癌，只要有治愈的可能，就应积极处理，包括局部再次手术。有的癌症用放射治疗后，局部又复发或放疗未能控制的头部颈部肿瘤，仍有可能手术治愈。肠癌患者，如果局部有复发，可进行手术探查，第二次手术仍有可能成功。

(二) 肿瘤已有远处转移能否进行手术治疗

肿瘤远处转移最多发于肺、肝、骨等部位，过去一般都认为肺转移是癌瘤的末期表现而无能为力，但近年来，已引起了重视。

如果有肺转移瘤的患者全身情况较好无其他严重疾患，且原发癌已治愈，而转移瘤的病灶又较孤立、局限，如此情况下的手术效果是较好的，手术后 5 年存活率可达 38%~47%。

有以下几种情况的患者，不能再作手术治疗。

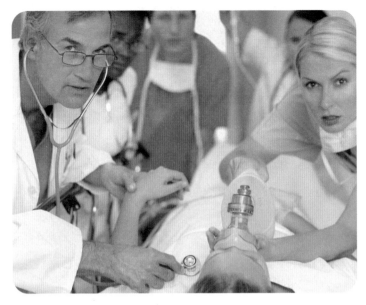

（1）晚期癌症有恶病质、严重贫血、脱水及营养代谢严重紊乱，无法在短期内纠正或改善者；

（2）合并有严重的心、肝、肾、肺疾患，或高热、严重传染病等不能耐受手术治疗者；

（3）肿瘤已非局限，发生全身广泛转移或是全身性肿瘤，如白血病、恶性淋巴瘤、骨髓瘤等；

（4）手术切除困难，如鼻腔癌、食道上段癌、舌根癌等；

（5）容易很早就发生转移的癌症，如肺的未分化小细胞癌，大多不主张手术治疗；

（6）有的癌症向四周浸润固定，边界不清，手术无法切除干净，如胰脏癌、扁桃体癌等。

三、癌症患者手术后体质虚弱，如何服药、进食

癌症患者在经受了较大的手术后，在一段时间里体质往往比较虚弱，进食少，稍动一下就出虚汗，有的甚至夜里睡觉时盗汗。

这从中医的角度分析是气虚、卫气不固、气阴两虚的表现。

对气虚者可配伍服用人参、黄芪、白术等中药，也可食用人参鸡、参芪鸡等。

卫气不固而自汗、多汗者，可服用中药玉屏风散（由黄芪、白术、防风三味药组成）。

若睡眠有盗汗者，可用浮小麦、杭白芍、糯稻根、碧桃干、龙骨、牡蛎等治疗。也可选食玉竹膏、虫草鸭等。

如果手术后食欲不振，食量很少，有时腹胀、腹痛、大便干结，这时除了可服用多酶片、胃酶合剂、大山楂丸外，还可配服益气健脾、和胃消食的中药，如党参、黄芪、茯苓、焦三仙、鸡内金、杭白芍、枳壳、砂仁等。若有胃阴亏伤时加用沙参、麦冬、石斛、生地、玄参、天花粉、玉竹等治疗。

第三节　放射治疗

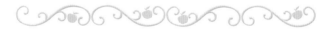

一、什么叫放射治疗

放疗使用和放射源主要可归纳为三类：

一是放射线同位素射出的 α、β、γ 射线；二是 X 线治疗机和各类直线加速器产生的不同能量的 X 线；三是各类加速器产生的电子束、质子束、中子束、负 π 介子等。

（一）体外照射和体内照射

根据放射源的位置，放疗可分为体外照射和体内照射两种：

体外照射，是指放射源距患者有一定距离，集中照射某一部位，按照射距离不同可分为近距离（15~40 厘米）照射和远距离（60~150 厘米）照射两种。照射时要精确计算，调整好合适的照

射范围，以保证肿
瘤准确地位于照射
范围之中。

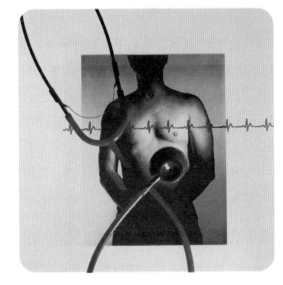

体内照射，则
是把放射性物体直
接插入肿瘤内（如
皮肤癌、舌癌等）
或器官腔内（如食
道、子宫颈）进行
照射，这分别称为
组织间照射和腔内
照射。

根治性放疗是指应用放疗方法，全部并且永久地消灭恶性肿
瘤的原发和转移病灶。根治性放疗适用于临床 I 期、II 期及部分
III 期患者。计算放疗时所给予的剂量，要根据不同病理组织所需
要达到的根治剂量来定。如鼻咽癌根治放射的剂量一般为 6000~
7000 雷得（Rad，cGy），疗程为 7 周左右。

姑息性放疗，是指应用放射方法治疗晚期恶性肿瘤的原发和
转移病灶，以达到减轻痛苦、改善症状，以至延长生命的目的。

根据所给予放射线剂量的多少，又分为高度姑息治疗（剂量
为根治量或接近根治量）和低度姑息治疗（剂量仅为根治量的 1/2
或 1/3），只是为了减轻痛苦症状。

姑息性治疗的目的有：减轻疼痛、缓解压迫（如恶性肿瘤引
起的消化道梗阻），促使病灶的缩小和愈合，控制远处转移灶的发
展，减轻脑部症状（如对脑转移癌的放疗可减少头痛、呕吐及脑
占有位病变所致的脑神经症状）等。

（二）适用于放疗的癌症

（1）口咽部癌：早期手术治疗和放疗均可；中期进行综合治疗，以术前放疗较好；晚期可进行姑息性放疗。

（2）食道癌：早期、中期以手术治疗为主，晚期以放疗为主。

（3）结肠癌和直肠癌：手术前可做放疗，早期直肠癌做腔内放疗。

（4）肝癌：肝癌晚期不宜做手术，可用姑息性放疗。

（5）鼻腔及鼻咽癌：放疗为主。

（6）上颌窦癌：以手术前放疗为好。

（7）喉癌：早期做放疗，中期、晚期进行放疗与手术综合治疗。

（8）肺癌：未分化癌以放射为主，放疗和化疗的综合运用，可能提高疗效。

（9）膀胱癌：晚期可做姑息性放疗。

（10）子宫颈癌：早期或ⅡA期以前可以放疗或手术治疗，ⅡB期以后以放疗为主。

（11）乳腺癌：术后可作放疗，晚期可作放疗。

（12）脑癌：手术切除不彻底时，一律需作手术后放疗。

（13）垂体瘤：Ⅰ期、Ⅱ期以放疗为主。

二、影响放疗效果的因素

伴有急性感染、心功能不全、肺功能严重代偿不全的患者，肝癌而肝功能障碍，以及患者末梢血中白细胞低于 4×10^9/升或血

爱 心 提 示

影响放疗效果总的来看，取决于正常组织与肿瘤组织之差异的大小，二者差别大的则容易治愈，差别小的则正常组织也要受到一定影响，无差别的则效果差。

小板低于 $80×10^9$/升时，均不再考虑作放疗。

放疗是一种局部治疗手段，在照射时又要包括一部分正常组织，所以肿瘤和正常组织都要受到损伤，但二者修复能力不同，正常组织照射后修复较肿瘤快，同时肿瘤的损伤大于正常组织，所以放疗后正常组织可以修复，而肿瘤则遭到灭亡。

具体说有以下几种影响因素：

1. 肿瘤的类型：包括放射敏感性的分类和病理分级。

放射敏感性是指肿瘤对不同放射剂量的反应，一般分为放射敏感的、中等敏感的和放射抗拒的三大类。

从病理分级方面看，同一种肿瘤，分化越好放射敏感性越差，反之，则敏感性越高。例如，腺癌Ⅰ级对放射线不敏感，但Ⅱ级至Ⅳ级则相当敏感。即使放射抗拒的纤维肉瘤，在分化差时也十分敏感。

2. 病情的早晚：早期肿瘤血液供应好（缺氧细胞少），受照射的正常组织少，易于控制；晚期则血液供应差（缺氧细胞多），需要包括的正常组织多，修复差，因而疗效差。

3. 肿瘤生长的方式：一般向外突性生长的肿瘤如乳突型的、息肉型的、菜花型的，向下浸润较浅，较为敏感。而向深部浸润性生长的肿瘤如浸润型的、溃疡型的则比较抗拒。

4. 肿瘤生长的部位：瘤床（即肿瘤生长的底部）为肌肉而血液供应又好的部位则易治愈；瘤床血液供应差，且所在部位又不能耐受根治剂量的照射时，则难治愈。

5. 全身情况：身体尚健康的，疗效较好。心情较乐观的，也比较好。凡是患有肝炎、活动性肺结核、甲状腺功能亢进或不足、心血管病和糖尿病等，放疗反应都比较重，往往疗效差。

6. 局部情况：若肿瘤继发感染或周围组织有炎症，均可降低放疗效果。

三、放射敏感性与放射治愈率的关系

二者并不一定成正比。放射敏感性高的肿瘤，虽然局部疗效高，肿瘤消失快，但由于它的恶性程度大，远处转移机会多，因而难以根治。鳞状上皮癌的放射敏感性虽属中等，但它的远处转移少，故放射治愈率较高，如皮肤癌、鼻咽癌、鼻窦癌、舌根部癌、口腔黏膜癌、喉癌、食道癌、子宫颈癌等鳞状上皮癌。

放射治疗对一些恶性肿瘤不敏感，主要为低度敏感和不敏感两类：低度敏感的肿瘤有腺癌和恶性混合瘤，如乳腺癌、甲状腺癌、胃癌、结肠癌、直肠癌、肝癌、腮腺混合瘤等，应以手术治疗为主。

不敏感的肿瘤有软肉瘤，如纤维肉瘤、平滑肌肉瘤、横纹肌肉瘤、脂肪肉瘤、滑膜肉瘤、成骨肉瘤、黑色素瘤等。

四、放射治疗的有关问题

(一) 放射治疗前应做好哪些准备

1. 要有心理准备，树立战胜癌症的信心。

2. 尽可能改善全身健康状况，以提高放疗的效果。

3. 做好放射部位的局部处理，如有引流管要保持引流的通畅。若病灶在头面部，要做好面部、口腔的清洁。事先洁齿，并拔除不健康的牙齿。若有明显的甲状腺功能亢进或减退、糖尿病、活动性肝炎、活动性肺结核时，最好先控制好病情，然后再进行治疗。这也就是注意对并发症的治疗控制。

(二) 接受放疗患者的注意事项

1. 放疗前，医生会根据肿瘤所在部位、大小、邻近组织受癌症侵犯的情况，来确定照射的范围（即照射野），并用签字笔对照射范围做出明显的框框标志，对此，患者要注意保护，不要洗掉，不能自行描绘增减。

2. 要增加营养，多吃一些可以减轻放疗反应的、益气养阴清热的食品，如西洋参、银耳、麦冬、芦根、西瓜、梨、猕猴桃、荸荠、海蜇、沙参、黄瓜等。

3. 要保护好照射范围内的组织，保持其清洁，禁忌有任何化学或物理因素的刺激。消化道肿瘤患者不要吃生硬食品及辛辣刺激性食品。

4. 照射后的两年内禁止拔牙，以免引起骨髓炎。

5. 对一些与外界相通的腔道内的癌瘤，如鼻咽癌、鼻腔癌、上颌窦癌、子宫颈癌等，在放疗时均应做好冲洗，以减少肿瘤表面的分泌物，减轻局部炎症，增加肿瘤对放射性的敏感性。在冲洗液内也可加入抗生素。

6. 放疗过程中要随时注意有无放疗反应，及时向医生报告，对出现的不良反应采取相应的治疗措施。

7. 病情有变化要及时向医生报告。哪怕是不易察觉的变化，包括自己的主观感觉症状，均应及时告诉主治医生。

五、常见的放疗反应有哪些

在目前的设备条件下，如能精心设计治疗计划，及时调整治疗方案，一般反应不大，不致因反应而中止治疗。当然，这还要结合患者的身体情况，如体质的强弱、营养状况的好坏。放疗过程中不可避免地会产生放射反应和损伤。常见的放疗反应有以下几种：

（一）全身反应

全身反应是否出现与治疗部位及照射范围的大小和每次照射剂量有关。

全身反应主要表现为疲乏无力、食欲不振，有时会恶心、呕吐、头昏、头痛、腹痛、腹泻等，大多在接受放疗后一至数小时或 1~2 天即可出现。目前已广泛采用中药、针灸等方法来控制和治疗这些反应。如果在放疗时即注意适当服用健脾和胃的中药，则消化道反应可以减轻甚至不出现。当然，这些措施的采取，均应在医师的指导下进行，不能自行其事。

（二）血象反应

由于骨髓和淋巴组织对放射线高度敏感，所以，一般在放疗后第二周开始，即会出现末梢血细胞数下降。每周查血象，如白细胞低于 $4.0×10^9$/升，或血小板数小于 $80×10^9$/升，应及时分析原因，并积极采用中西医结合的方法治疗。中医常给予益气补血、滋补肝肾的方药，以保护和提高血象，如用黄芪、太子参、鸡血藤、北沙参、女贞子、枸杞子、当归、菟丝子等。

（三）局部反应

一般情况下正常组织出现局部反应是不可避免的，不过可以慢慢恢复。但如果引起了局部损伤，则是不可逆的，严格讲，也是不允许的。局部反应在不同的部位表现可能也不相同。如：

1. 皮肤、黏膜：有红斑反应、干反应、湿反应。红斑和干反应可以完全愈合不留痕迹，湿反应愈合后可能有些皮肤萎缩及微血管扩张。防止或减轻这些反应，要保持照射局部的清洁、干燥，禁用任何有刺激的药物，避免过多的物理刺激（冷、热、紫外线、摩擦乃至创伤等）。湿反应时可用蛋黄油搽，干反应可用中药四黄膏搽。

2. 卵巢：可引起闭经和月经不调。

3. 睾丸：精原细胞受到显著抑制，在放疗后数个月才能再开始产生精子。

4. 唾液腺：严重抑制，口干并不易恢复。

5. 胃：可出现胃黏膜的水肿，甚至溃疡。

6. 小肠：严重时可产生肠坏死、肠粘连。

7. 结肠、直肠：可刺激大便次数增多，或出现溃疡，甚至出血。

8. 肾：引起血压升高以及放射性肾炎。

9. 膀胱：出现膀胱刺激症状或膀胱缩小、膀胱出血。

10. 肺：可出现放射性肺纤维化，伴有咳嗽、气短等症状。

11. 气管及主支气管：发生气管及主支气管软化，可引起窒息死亡。

12. 脑：可引起颅压升高。

13. 脑干和脊髓：局部接受 50 戈瑞以上剂量时可能引起组织坏死，出现截瘫或颅神经麻痹。

14. 角膜：可出现角膜坏死。

15. 晶体：可出现放射性白内障。

16. 骨骼：生长可受抑制或出现骨折。

爱 心 提 示

最后要强调的是，放射反应和损伤与患者年龄、健康情况、局部情况均有密切关系。根据患者的实际情况来调整剂量是十分重要的。能注意到这一点，可减少，甚至避免放射反应和损伤的出现。

六、放疗反应的症状及处理

头颈部放疗，可影响到口腔的唾液腺，唾液分泌受到严重抑制，患者感到口干、咽干、舌燥，终日要以水或饮料漱口或湿润咽部及口腔。说话会觉得困难，饮食时吞咽也会困难。以养阴生津中药（龟板、鳖甲、沙参、麦冬、石斛、乌梅等，特别是西洋参）治疗，效果十分显著。口、鼻、咽、喉干疼时，局部可喷双料喉风散，效果较好。

肺部放疗，可出现咳嗽、气短，甚至发热、缺氧等症状，要及时吸氧，用抗生素和止咳化痰药物。

治疗头颈部肿瘤时，可影响到脊髓，出现肢体麻木，感觉异常，甚至麻痹。所以，照射时最好避开脊髓。出现肢体麻木时可配服活血通络的中药，效果较好。

对子宫颈癌、直肠癌、前列腺癌、睾丸肿瘤及盆腔内肿瘤进行放疗时，会产生尿频、尿急、尿痛，甚至血尿的症状。这是由放射性膀胱炎所致。可服利尿通淋的中药治疗。如黄柏、扁蓄、车前草、败酱草、鱼腥草、白花蛇舌草、白茅根等，疗效较好。

对直肠癌、结肠癌、子宫颈癌、盆腔肿瘤进行放疗时，有的患者会出现大便次数增多、黏液便、肛门和直肠部位有里急后重感。这是由放射性直肠炎所引起。可配服清热凉血、敛肠止泻药物治疗，常用的有败酱草、白头翁、椿根皮、秦皮、生地榆、生槐花、黄连等。

出现放射性皮肤反应如局部充血、水肿，甚至溃疡，可请皮肤科医师根据情况选用相应的外敷药治疗。口腔黏膜溃疡可用珠黄散、锡类散等外敷。

七、接受放疗的患者饮食上的注意事项

饮食的注意是多方面的，而且根据患者的个体差异，要求也不尽相同，这里所谈的只是一个基本原则。

放射性物质对身体的内照射或外照射都会引起组织细胞的损伤、坏死或增生，对造血功能的影响更大，血液中白血球的减少会很快。

膳食的合理供给可以减低辐射对身体的损害和组织细胞的增生，并促进已进入体内的放射性物质从体内迅速排出，这对患者也是很重要的。

肝类、乳类、蛋类及其制品等动物性蛋白质，能减少放射线

对身体的不良影响。新鲜蔬菜能补充无机盐和维生素C，增强身体免疫功能，并直接具有抗癌作用。某些蔬菜中所含的黄酮类化合物，都可以诱导芳烃羟化酶的生成和增强其活性，从而增强抗癌能力。蔬菜中十字花植物中许多蔬菜具有这一作用，如卷心菜、花菜、萝卜、白菜、油菜、荠菜、大头菜、榨菜、芜菁、苤蓝、太古菜、芥菜等。我国居民普遍食用的卷心菜、花菜可以降低胃癌及结肠癌的发病率。对癌有抑制作用的蔬菜，常见的还有大蒜、胡萝卜、水芹菜、菠菜、菜豆、黄瓜等。

患者应该多吃水果。柑橘类水果含有两种黄酮类物质，它们都含有甲氧基，能诱导体内的苯并芘羟化酶的活性，也就是增强体内分解苯并芘这种强致癌物的能力。水果也含丰富的维生素C，可阻断胃内亚硝胺的形成。水果中含有丰富的维生素，也可补充因放射性物质的作用引起维生素代谢紊乱而造成的维生素的损失。水果中所含有的多种有机酸，如苹果酸、柠檬酸等，这些有机酸对一些放射性物质有强烈的结合作用，有利于这些物质从体内排出。

透过吃新鲜蔬菜、水果而战胜癌症的例子近年来时有报道。例如，英国人科德西在青年时不幸患上膀胱癌，发现时已是晚期。当时医生给他的处方是每天喝14杯胡萝卜汁、苹果汁，连续两年，疾病不药而愈。水果对癌症是有一定的治疗作用的。

水果和蔬菜还含有较多的食物纤维素，可以润肠通便，改善肠道情况，防止结肠中的细胞将胆盐转变成致癌物质，对防治结肠癌均有益。

当然，很多食物直接具有抗癌作用，患者应该选用。如刀豆、菜豆、大蒜、香菇、海带、枣子、菱角、黄瓜、海参、牡蛎肉、文蛤、鱼肚、黑木耳、银耳、紫菜、芦笋、花菜、刺梨、百合、山楂、核桃、无花果、木瓜、荠菜、鲨鱼等。这些内容将在后面的章节中详细介绍。

总之，饮食上要注意有丰富的营养，并容易被患者消化、吸收，有益于增进食欲，增强体质，减少或避免因放疗而引起的强烈的放射反应，增强放疗的效果。

患者可在医生指导下制定较合理的食谱，这是十分重要的（详见本书第六章癌症的饮食防治）。

第四节 化学疗法

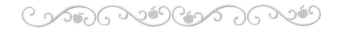

一、化疗治疗癌症效果如何

（一）化疗的效果

药物治疗从姑息性治疗过渡到根治性治疗。

肿瘤化疗的效果大致有四种情况：

1. 能用化学药物治愈，并获得正常存活期者：包括儿童急性白血病、何杰金氏病、网织细胞淋巴瘤、皮肤癌、睾丸癌、胚胎性横纹肌肉瘤、尤文氏肉瘤、视网膜母细胞瘤、绒毛膜上皮癌、恶性葡萄胎等。

2. 药物有治疗效果并能延长存活期者：卵巢癌、乳癌、成年人急性白血病、多发性骨髓瘤、子宫内膜癌、前列腺癌、淋巴细胞网瘤、神经母细胞瘤、肾上腺皮质癌、恶性胰岛瘤等。

3. 药物治疗有效，能否延长存活期尚未确定者：头颈部癌肿、胃癌、肠癌、中枢神经系统肿瘤、内分泌腺肿瘤、恶性黑色素瘤、肺癌、骨肉瘤、软组织肉瘤、慢性骨髓性白血病急性变及恶性类癌等肿瘤。

4. 药物治疗稍有效或无效者：膀胱癌、肺鳞癌、胰脏癌、肝癌、甲状腺癌、食道癌、肾上腺瘤等。

（二）有的肿瘤化疗效果不佳的原因

部分肿瘤化疗效果不佳的原因可归纳如下：

1. 由于化疗的对象——癌细胞与人体正常细胞的生物学行为差别，远比和细菌等病原体与人体正常细胞间的差异要小。

2. 抗肿瘤化疗药物的血浆半衰期相对地较短，全身消除较快。

3. 癌细胞中处在细胞增殖周期的细胞较少。

4. 化疗药物对癌细胞为对数杀灭，它仅能在肿瘤负荷不太大时发挥作用。

5. 化疗药物对原发灶和转移灶的敏感性可能有所不同。

如何因人因时因地制订合理的化疗方案，力求最大可能地杀灭癌细胞，同时尽量减轻不良反应是临床化疗的关键。

二、应用化疗的适应证和禁忌证

（一）化疗的适应证

凡对于化疗敏感或中等度敏感的肿瘤，包括可以治愈的、可延长生存期、临床治疗有效的各种肿瘤均可采用化疗。

对单独应用化疗虽不敏感，但透过特殊给药方法或配合其他疗法获得疗效的肿瘤，也可进行化疗。如四肢恶性黑色素瘤、骨癌做区域灌疗法；头颈部癌、肝癌做动脉插管化疗；膀胱癌做膀胱灌注及膀胱镜下向瘤内注药等。

另外，化疗敏感肿瘤产生压迫呼吸道、压迫上腔静脉、压迫脊髓或颅内转移、颅压升高者，可先用化疗，争取症状部分缓解后再配合其他治疗。遇到癌性体腔积液，可向体腔内注入化学药物。

（二）化疗的禁忌证

有以下情况时不宜做化疗：全身状况很衰弱或有恶病质；内脏器官特别是心、肝、肾的功能有严重障碍；造血功能低下。

另外，凡曾多次化疗、大面积放疗、年老体衰、营养明显障碍、骨髓侵犯、严重感染、肾上腺皮质功能不全、心肌病或肺功能不佳者，均应慎用化疗。

三、给药途径的选择

结合患者情况选择给药途径，要从以下三方面来决定：

1.肿瘤所在的部位，肿瘤是广泛的还是局限的：全身性的肿瘤应全身给药；比较局限的，如下肢的恶性黑色素瘤，可做股动脉注射。肺部转移瘤和恶性肿瘤引起的上腔静脉压迫综合征，应做静脉注射。肿瘤引起的体腔积液，最好做腔内注射。表浅的皮肤癌则可做局部涂药。

2. 看肿瘤的敏感性：如网状内皮系统肿瘤和生殖系瘤较敏感，可全身给药。而多数癌和软组织肉瘤不敏感，则需要提高局部药物浓度，可采用动脉注射。

3. 药物刺激性的大小和溶解度：如刺激性大的烷化剂、抗生素和生物碱类，需要做静脉注射；刺激性较小的药物，可考虑口服。有的药物如环磷酰胺、噻替哌等，多种途径均可采用。有些药物不易溶解于水，则主要通过口服。

爱 心 提 示

综合目前给药的途径主要有以下几种：口服、肌内注射、静脉注射、腔内注射、动脉注射、区域性灌注或分离灌注、腹主动脉阻断、肿瘤内注射、局部贴敷、淋巴管内注射等。

四、常用的化疗药物类型

目前化学治疗药物的分类方法尚未统一，现将就临床上常用的传统分类做一介绍：

1. 多能基烷化剂：临床上常用的烷化剂有盐酸氮芥、环磷酰胺、苯丙氨酸氮芥、噻替哌、卡氮芥、环己亚硝脲等。

2. 抗代谢剂：主要药物有抗叶酸的甲氨喋呤、氨喋呤；抗嘧啶的氟尿嘧啶；6-硫代鸟嘌呤等。

3. 抗癌抗生素：如丝裂霉素的作用属烷化剂类；放线菌素 D、光辉霉素、阿霉素和色霉素等属于嵌入剂；平阳霉素则属 DNA 断裂剂。

4. 生物碱类：如长春花碱、长春新碱、秋水仙碱、喜树碱、鬼臼毒素三尖杉酯碱等。

5. 激素类：主要是肾上腺皮质激素和性激素。如雄激素丙酸睾丸酮、甲基睾丸酮等对停经前妇女的乳癌有较好的疗效；雌激素药物对前列腺癌、停经后女性乳癌及男性乳癌有一定疗效；肾上腺皮质激素强的松、强的松龙、地塞米松、倍他米松等对淋巴细胞有抑制作用，常用以治疗急性白血病、多发性骨髓瘤、恶性淋巴瘤，且在联合化疗中亦被广泛采用。另有应用三碘甲状腺原氨酸治疗甲状腺癌、乳癌、卵巢癌等。

6. 其他杂类：是目前尚难归类的药物，包括酶制剂（如左旋门冬酰胺酶治疗急性淋巴细胞性白血病、急性骨髓性白血病及恶性淋巴瘤；尿激酶可使癌细胞溶解，并分解纤维蛋白，防止癌细胞转移）；金属络合物（如抗癌锑能抑制肿瘤生长，抑制癌细胞核分裂，治疗纤维肉瘤）；非有机铂化合物顺氯氨铂，能影响脱氧核糖核酸功能，也能抑制细胞分裂，用于治疗鼻咽癌、头颈部肿瘤、肺癌、恶性淋巴瘤、纤维肉瘤、卵巢癌等。

五、常用的化疗方式

每种化疗方式的采用都是由专科医师综合考虑后选择的，主要有：单一药物持续低剂量化疗、周期性化疗（一种或数种药物）、间歇大剂量化疗（使身体在两个疗程间歇期中恢复，而对瘤细胞达到大量杀伤）、联合化疗（多种药物联合使用）、辅助化疗（是指在外科或/和放疗方法的基础上再加化疗）、免疫化疗（将肿瘤免疫治疗用的免疫增强剂和肿瘤化疗药配合使用）。

联合用药的优点

几种化疗药物联合应用在临床上较为常用，联合用药较单一用药有较大的优越性：

1. 合并使用不同作用原理的药物，能够作用于癌细胞增殖周期的不同阶段或作用于癌细胞的不同代谢途径，可提高对癌症的治疗效果。

2. 合并用药可减少耐癌瘤细胞的出现。

3. 一种药物可加强另一种药物的敏感性，提高疗效。

4. 减低药物间相互的毒性，增强药效。

5. 治疗颅内肿瘤时，可加用透过血脑屏障的药物，如卡氮芥或环己亚硝脲等，可加强治疗作用，减少复发。

6. 按照细胞增殖周期原理来协同用药，可更有效地杀伤癌细胞。

六、抗癌化疗药物常见的毒、副作用

临床常用的多数抗癌化疗药物都是毒性较大、安全系数较低的药物。

近期的毒、副作用：局部反应有局部组织坏死或栓塞性静脉炎；全身性反应则包括消化道反应（恶心、呕吐、食欲减退、胃痛、腹痛等)、造血功能受到抑制(白血球及其他血球减少)、免疫功能受到抑制、皮肤和黏膜反应(出现皮疹、溃疡等)、神经系统反应、肝功能损害、心脏不适反应、肺毒性反应、肾功能障碍等。

远期毒性反应主要是生殖功能障碍及致癌作用、致畸作用。

另外，可经常见到合并感染、出血、穿孔等现象。

一旦出现毒、副作用，要向医生及时反映，以便尽快进行相应的处理。

七、化疗毒、副作用的处理

(一)注射化疗药物后常感到血管处疼痛

使用氮芥、氟脲嘧啶、长春碱等化疗药物时，由于这些药物对血管内膜刺激性较大，所以静脉注射时，常常引起静脉内膜炎或血栓性静脉炎，以致沿静脉走向的部位会感到疼痛，同时血管变硬或呈条索状，血液流动不畅。

要减轻这方面的反应，可将药物的浓度稀释。

如果静脉炎已出现，沿静脉红肿，应立即停止滴注，给以热敷、硫酸镁湿敷或理疗。也可以用中药如意金黄散、紫多锭等外敷。

(二)化疗后出现消化道反应的处理

化学治疗药物大多会引起消化道反应，并较骨髓抑制出现早，特别是初次化疗的患者。

防治的方法是患者吃些容易消化、少油腻的清淡食物，反应大、呕吐频繁时，应少吃多餐，并及时补充液体。为了减少反应，可在晚饭后给药，同时加服镇静止吐剂，如氯丙嗪、非那根、灭吐灵等。氮芥类药物对副交感神经有刺激作用，可用颠茄合剂、阿托品等解痉剂治疗。

目前，防治消化道反应以中药为好。给患者服用健脾、和胃、降逆、止呕、理气的中药，如陈皮、半夏、代赭石、山药、竹菇、焦三仙、白术等均有较好效果。

另外，给药途径的不同对出现消化道反应也有不同影响，例如，静脉滴注或肌内注射比起口服途径来，消化道反应要轻，但这不是绝对的。

有些药物特别容易出现消化道反应，如口服环己亚硝脲、氨甲喋呤、苯丙氨酸氮芥都易发生明显的恶心呕吐；静脉注射氮芥、顺氯氨铂、链脲霉素或左旋门冬酰胺酶等很容易引起消化道反应。在应用这些药物时可预先服用有关中西药物防治。

当然，安定患者情绪也是十分重要的。

（三）怎样防治化疗引起的白细胞下降

大多数化疗药物均有比较明显的骨髓抑制作用，主要表现为末梢血液中白细胞数减少，最低值常在用药后 8~15 天出现，常于停药后 14~21 天内恢复。

白细胞数减少最低值常在用药后 8~15 天出现，常在停药后 14~21 天内恢复。

防治化疗引起白细胞减少症，主要注意以下几点：

1. 严格掌握适应证，对一般情况较差、近期曾做过化疗或放疗的患者更应慎重。

2. 重视支持疗法，增加营养，服用有关的中草药，如健脾补肾的中药。

3. 如果白细胞下降到 1×10^9/升，应暂停化疗，如白细胞已低到 1×10^9/升，应立即停药，并防止患者因抵抗力减弱而导致感染，可少量多次输新鲜血或输白细胞成分血。

4. 同时服用生白细胞的药物，如西药鲨肝醇、利血生、核苷

74

酸等，中药黄芪、当归、太子参、枸杞子、女贞子、菟丝子、虎杖、鸡血藤、紫河车、山萸肉、补骨脂等。

　　由于化疗容易引起较大的药物不良反应，特别是白细胞下降显著，低到 2000/毫升或更低水准，就特别容易引起感染，隔离病室可预防感染的发生，同时还可随时给患者输血和输白细胞、血小板等。采用这种办法，在治疗急性白血病和绒毛膜上皮癌等方面，已取得了较好的效果。

（四）怎样防治化疗引起的血小板下降

　　有些化疗药物可引起血小板减少，而且不容易逆转。

　　防治的方法主要为：有血小板数偏少的倾向时，避免再选用可以引起血小板明显减少的药物，可用环磷酰胺和氟脲嘧啶等；当血小板数小于 $80\sim50\times10^9$/升时，应暂停化疗；如血小板数小于 $50\sim30\times10^9$/升时，则应少量多次输血或输新鲜血小板；给肾上腺皮质激素，但要严格遵照医嘱；应用中草药，如女贞子、山萸肉、生地、大枣、紫河车、黄芪、鸡血藤、花生衣、龟板胶、鳖甲胶等，均有一定的治疗作用。

　　因血小板减少而出现皮肤、黏膜出血以及鼻血、尿血、便血、呕血、月经过多等症状时，可用维生素 K、血安和仙鹤草、白茅根、白及、三七等中西药物治疗。血止后可用补气补血的药物治疗。

（五）怎样防治化疗引起的贫血

　　化疗的患者除了表现出白细胞减少或血小板减少外，也有少数患者可出现全血细胞减少，这是骨髓受到明显抑制的缘故，特别是在应用环己亚硝脲类药物或丝裂霉素之后。用药前有肝病、脾大、脾功能亢进，或过去使用过放疗或化疗而出现过白细胞减少或血小板减少者，也容易发生全血细胞减少。

采用益气补血的中药可以得到较好的治疗效果，常用的中药有黄芪、党参、人参、当归、白芍、生熟地、龙眼肉、大枣、阿胶、龟板胶、鹿角胶、枸杞子、女贞子、紫河车、白术、甘草等。也可配合针灸治疗，常取足三里，三阴交、血海、曲池等穴位。

（六）怎样防治化疗引起的中毒性肝炎

抗癌化疗药物引起中毒性肝炎的现象比较常见。

防治化疗药物引起中毒性肝炎的主要措施有：对过去患过肝病（包括肝炎、肝硬化）、肝功能经常不正常、已往用过化疗药物已经出现过肝功能障碍的患者，尽量慎用化疗或选用对肝毒性较低的化疗药物。严格掌握好选用化疗的适应证，对全身已很衰弱、营养状况很差、食欲不振的患者，暂时不选用化疗，因为这样的患者接近化疗后，非常容易引起肝功能损害。采用中西医结合的防治方法很重要，在服用肝泰乐、维生素 B、维生素 C 等药的同时，应加服疏肝利胆、清利湿热，养血柔肝的中药，常用的有茵陈、夏枯草、广玉金、片姜黄、紫胡、栀子、丹参、当归、半边莲、半枝莲、金钱草、制香附、五味子、垂盆草等，根据患者实际情况，由中医师辨证选用。

同时，鼓励患者多吃西瓜、冬瓜汤、赤豆汤、绿豆汤、青蒿茶、茵陈蒿茶、白茅根茶、玉米须汤等清利肝胆湿热的食品、汤液，也有一定的辅助治疗作用。

目前临床上服用云芝肝泰片、猴头菌片、银耳孢糖效果也较好。在湿热较明显的情况下，单独服用五味子糖浆等，不一定合适，应结合中医辨证来选择。

（七）怎样防治化疗对患者的肾功能的影响

不少化疗药物可以引起肾功能障碍，表现为血中氮质增高，主要是尿素氮增高，严重时甚至出现肾小管坏死。膀胱炎，表现出尿频、尿急、尿痛、血尿等膀胱刺激症状及出血。时间一久可导致膀胱纤维化。

1. 用降尿素氮的药物和饮食，如麦淀粉、六月雪和低蛋白饮食等。

2. 保持尿路畅通，供给一定的水量，减少炎症刺激，增强尿路黏膜的免疫功能（包括膀胱、尿道）和肾脏的免疫功能。

3. 服用中药，加强清热利尿，解毒通淋的作用，常用的药物有车前草、鸭跖草、扁蓄、萆薢、白茅根、大小蓟、旱莲草、连翘、蒲公英、败酱草、鱼腥草、金银花、赤小豆、石苇、泽泻等。

4. 鼓励患者多饮茶，茶有消炎和利尿作用，不仅对肾炎有治疗作用，还可起到抗凝作用，减少纤维蛋白原的沉积。

5. 常饮六月雪茶，有降尿素氮作用。

饮食方面，多饮用绿豆汤、赤豆汤、玉米汤、蜂乳、猪腰子汤、核桃肉等，也有一定的保肾作用。

（八）怎样防治化疗引起的脱发

脱发，也是化疗常见的毒性反应。但即使持续用药，头发仍能生长。

防治脱发，中医注重于补肾养血。肾气的充沛，表现在发，即"其华在发"，发又为"血之余"，与气血的盛衰有关。故可以服用补肾、养血之中成药，如首乌地黄丸、首乌丸、六味地黄丸、当归养血丸、金匮肾气丸、十全大补丸等。常用的中药有人参、党参、黄芪、白术、当归、熟地、白芍、川芎、丹参、制首乌、补骨脂、枸杞子、桑葚、女贞子等。

民间治疗脱发，常用黑芝麻、核桃肉，也有一定效果。

化疗或放疗后的皮肤色素沉着，这是中医所谓"瘀血"所致，一般可采用益气活血、理气化瘀的方法治疗，如服用血府逐瘀汤、当归丸等，有一定效果。

（九）哪些化疗药物对心脏有损害，应采取哪些防治措施

在化疗中引起心脏损害的主要药物是正定霉素、阿霉素以及抗癌锑、环磷酰胺等。

即使用药已结束，也要注意心脏的功能情况。

防治化疗引起心脏损害的措施主要是：原有心脏病或心功能不全的患者，避免选用对心脏有明显毒性反应的化疗药物，如果非选用不可，应该配服保护心脏的中西药物，维生素 B_1、维生素 C 等药物有保护心肌的作用；中药生脉饮、炙甘草汤、玉竹膏等亦可保护心脏功能，增强心肌营养。还可服用复方丹参片等。

应用有心脏毒性反应的化疗药往往剂量越大，毒性反应也越大，所以要严格掌握适应平和用药剂量。

要严密观察心脏功能的变化，必要时可做心脏监护，如发现严重变化，应该停止治疗或减量治疗，并采取相应救治措施。

（十）化疗对神经系统会产生哪些毒性反应，应如何防治

神经毒性反应表现为肢体末端（手指、足趾）麻木、感觉异常或肌无力，严重时可因肠麻痹而觉腹胀、便秘或排尿无力等。严重时会出现抽搐、偏瘫或痴呆，甚至发生坏死性白质脑病。还会引起典型的高频性耳聋或耳鸣。

出现神经系统的毒性反应时，可用中西药物治疗，如磷脂、维生素 B_1 和维生素 B_6，可对症采用镇静药物。在中药方面则主要是益气活血、养心安神，常用的药物有丹参、太子参、珍珠母、龙骨、牡蛎、酸枣仁、柏子仁、当归、五味子、麦冬、沙参等，见有频繁之抽搐时，可用羚羊角（山羊角可代）、犀角（水牛角可代，但剂量要加大）、天麻、勾藤、地龙等治疗。

（十一）如何防治化疗药物对生殖系统产生的毒性反应

表现为月经失调、子宫内膜增生低下或闭经；男性多见精子

减少或缺乏、畸形精子增加、精子活力减弱等。严重时会导致男女患者不育。

防治这方面的毒性反应，可以配合服用补肾调经、补肾益精的中药，常用的有：补骨脂、蛇床子、仙茅、仙灵脾、山茱萸、海龙、海马、海狗肾、杜仲、肉苁蓉、菟丝子、紫河车、当归、鸡血藤、熟地、阿胶、何首乌、枸杞子、桑葚、红花、桃仁等。中成药有当归调经丸、当归养血丸、五子衍宗丸、金匮肾气丸、六味地黄丸等。

八、化疗期间要加服增强免疫功能的中药

晚期肿瘤患者的免疫功能均比正常人低，而化疗药物中又有不少药物（如免疫抑制剂，包括肾上腺皮质激素等）严重地抑制了患者身体的免疫功能，这就使接受化疗的患者免疫功能降到更低的程度，这不利于身体的康复，而且可给下一步肿瘤细胞的扩散创造良好条件。

现在越来越多的治疗肿瘤的医务工作者在寻找既能消灭肿瘤细胞，又不损伤身体正常免疫功能的药物，而这方面最有可能实现的是中草药。

> **爱 心 提 示**
>
> 免疫增强剂即免疫激活药、保进药，大致可分为多醣类、植物血凝素类和扶正固本类方药。

1. 植物多醣类：包括香菇多醣、猪苓多醣、茯苓多醣、灵芝多醣、黄芪多醣、刺五加多醣。近年来，从动物细胞膜和植物细胞壁中分离出不少脂多醣，它们是类脂和多醣的复合物，对提高巨噬细胞的吞噬能力有一定作用，亦能改善身体免疫功能。

2.植物血凝素：是从植物种子中提取的一种蛋白质或多肽。

它能激活小淋巴细胞转化为淋巴母细胞，释放淋巴因子，提高巨噬细胞的吞噬功能。临床上已用于治疗肿瘤。白饭豆、广布野豌豆、槐以及刀豆、兵豆、蚕豆、番木瓜等，特别是洋刀豆血球凝集素具有明显抗肿瘤作用。

3. 扶正固本类中药：包括补气、补血、补阳、补阴类药。

补气类药主要有人参、党参、刺五加、黄芪、白术、茯苓、薏米等。方剂有四君子汤、玉屏风散、补中益气汤等。

补血类药则有当归、何首乌、鸡血藤、枸杞子、桑寄生、银耳、阿胶、熟地、白芍等。方剂有当归补血汤，十全大补汤等。

补阳药有淫羊藿、菟丝子、肉苁蓉、巴戟天、补骨脂、锁阳、鹿茸、仙茅、肉桂、附子等。方剂有定坤丸、龟龄集、青春宝等。

补阴药常用的有龟板、鳖甲、冬虫夏草、五味子、沙参、天冬、麦冬、墨旱莲、石斛、玄参、黄精、女贞子、山茱萸等。常用方剂是生脉散、玉竹膏等。

另外有一些中草药并不属于以上三大类，但也有增强免疫功能的作用，如马兜铃、甜瓜蒂、防己、杜仲、青风藤、五味子、山豆根、白花蛇舌草、鱼腥草、七叶一枝花、犀角、水牛角、牛蒡根、乌梅等。

服用中药，一定要参照辨证施治的原则，在中医师指导下进行。

第五节　免疫治疗

免疫疗法分类

免疫疗法就是采用免疫学方法和途径，增强人的免疫能力，调整身体的抗肿瘤能力，从而达到抑制肿瘤的生长、发展，消灭肿瘤的目的。免疫疗法的方法总的分为两类：

1. 特异性免疫疗法（癌细胞免疫法）：取少量癌组织，经放射照射或化学药浸泡后，注入人体诱发患者体内的免疫反应，从而达到抑制癌肿的生长、发展。这种方法常用于肝癌、胃癌、子宫颈癌、卵巢癌、乳腺癌、鼻咽癌等。

2. 非特异性免疫疗法（细菌免疫刺激法）：这种免疫方法主要是用卡介苗、百日咳杆菌、微小棒头杆菌、转移因子等刺激人体免疫系统，以加强免疫力，阻止癌肿的生长。

免疫疗法经过不断完善后，必将成为征服癌症的一支强有力的新生力量。

第六节　其他疗法

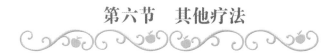

一、癌症的冷冻治疗

使用某种制冷器，在将液态氮由液相转变为气相的过程中大量吸收热量，使被治疗的组织发生冷冻，叫冷冻治疗。

冷冻疗法治疗癌症，有无痛、无血、疤痕少以及术中肿瘤不易播散等优点，同时冷冻去除瘤体后，身体继而产生的免疫反应，还有助于进一步杀灭残余的肿瘤细胞。

医生在用冷冻疗法治疗肿瘤时，要根据肿瘤的部位、大小、形态而选用不同的冷冻方式。例如，肿瘤范围较小，浸润较浅的可用直接接触的方法，瘤体较大、浸润较深的可选用喷射法或倾注法。操作时应保护好周围正常组织，以免被液氮冻伤。冷冻时间每次 3 分钟左右，间隔半小时或一个小时后还可以重复使用。

二、癌症的电凝疗法

这是一种应用尚不广泛的疗法。有研究者曾用电烧灼法治疗直肠癌患者，获得较为满意的远期疗效，认为该方法可以保留肛门，从而较手术切除为优。

三、加温疗法

加温疗法即加热疗法，采用加热疗法可观察到肿瘤缩小甚至消退。加热疗法所采用的加热方法是多种多样的，如全身性加热，可有感染性的高热、致热源引起的发热，热蒸汽吸入以及热水浴等。局部性加温，可采用热水局部浸泡或热液体局部灌注，用微波、短波透热，超音波、红外线、射频等方法使肿瘤局部加温，中西医结合的治疗，如加用火针、电针、艾灸、隔姜灸等均可达到局部加温目的。但由于加温工具及深部肿瘤的测温等尚未解决，故对深部肿瘤的治疗困难较大。

因患者不能耐受全身要达到 42.5℃水平的体温，故临床上大多采用局部加温疗法。

第五章

癌症的中医治疗

在我国古代医学文献中，对癌症形成的理论、客观的表现、防治的方法、具体的用药都已经有了大量的详细的记载。如在成书于二千多年前的《黄帝内经》中就有"筋溜"、"肠溜"、"肠覃"的名称。历代的医学家在其临床治疗的实践中，又大大丰富和发展了这方面的内容和经验，直到今天，这些记述中的不少内容仍然在指导着中医对癌症的分析和治疗，而且透过中西医结合的途径，已经取得了可喜的效果。

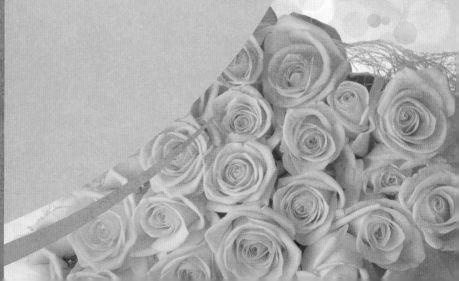

中医治疗癌症主要有中药治疗、针灸治疗、气功治疗等。

爱　心　提　示

　　在战胜癌症的这场抗争中，中医药将是一支强大的生力军，对每一个关心与癌症作抗争的医务工作者或是患者、家属、亲友，甚至对每一个读者来说，具备这方面的知识，将是非常必要和有用的。

第一节　癌症的中药治疗

一、中医治疗癌症的原则

　　对于癌症的治疗，中医认为应该包括两个方面，既看到癌症对身体的损害所引起的各种病理表现（即临床所见到的症候），又要认识这种病的根本还在于癌组织的恶性发展所致，因此，完整的治疗原则是辨证施治和抗癌治疗相结合。一方面要积极地去消除病邪和病灶；另一方面努力提高患者的抗病能力，发挥患者的主观能动性，调整患者体内的抗癌积极因素。也可以这样说，中医治疗癌症是祛邪与扶正相结合的，既看到病，又重视人的整体和精神。

　　在疾病初期的时候，患者起居饮食如常，不一定有明显的自觉症状；肿块不明显，未出现转移；舌苔与脉象无异常。处于正气未衰而邪气亦实的情况，这时以攻毒驱邪为主，兼佐扶正。

　　当癌症长到一定程度，身体受到损害越来越明显，开始形体消瘦、食欲减退、全身疲乏无力，已属正虚邪盛，宜扶正祛邪并重。

　　到了晚期，癌症增大，积块坚强如石，患者面黄肌瘦，大肉尽脱，已发现有转移病灶。这时，身体正气已明显减弱，只能扶正调理，进行补虚，提高患者的抗病能力，寓攻于补了。

二、癌症的舌诊研究

主要发现有以下几种表现：

1. 肝癌：舌青紫斑块。

2. 食道癌：舌质暗青紫，舌苔变化由薄变厚，以薄黄和黄腻为多，灰黄腻次之。

3. 鼻咽癌：舌质红或舌边尖红为主。

4. 白血病：舌质以淡白舌居多，红绛舌次之，暗紫舌也较少。舌苔以白苔居多。

一般消化道癌症，包括胃癌、肠癌与舌诊关系也较密切，"舌乃胃的镜子"，乳头萎缩的舌炎，常伴有胃酸缺乏，在胃癌时也常见到。国外还有"光红舌——光红肠"的说法，实际上光红舌也表示着光红胃，在癌症患者阴液亏损时常可见到，肠癌、胃癌时也常见到。

当然，舌诊诊断癌症，还只是在逐步观察、研究之中，还应该结合其他的检查来全面分析。

三、中医对癌症的大致分型

主要有以下几种临床常见证型：

1. 肝郁气滞型：临床表现有胸胁作痛、郁闷不舒、脘腹胀满、食欲不振、嗳气呕逆、吞咽梗塞（咽部有异物感），经前乳房胀痛、头痛、痛经、脉弦等。可选用舒肝理气药物，如柴胡、陈皮、香附、苏梗、木香、青皮、枳壳、枳实、金橘叶、槟榔等均为常用药物。出现呕逆时可加用和胃降逆药，如代赭石、旋覆花、柿蒂、降香、半夏、刀豆、太子参、山药等。

2. 气滞血瘀型：除肝郁气滞之症状外，可出现部位较为固定的疼痛，或见到包块，皮肤甲错，舌质紫暗，舌上可见瘀点和瘀斑，脉呈细涩不畅。可选用活血化瘀的药物，如丹参、桃仁、红花、赤芍、生蒲黄、五灵脂、刘寄奴、虎杖、三棱、莪术、水蛭、虻虫、当归尾、地鳖虫、王不留行、乳香、没药、苏木、山楂、大黄等。

3. 脾虚痰湿型：临床表现为四肢无力、食欲不振、脘腹满闷、恶心泛吐、咳喘痰鸣、腹胀泄泻、女子白带多等，舌苔白腻、舌体胖大、脉滑。可用健脾燥湿、化痰散结的药物。如黄芪、党参、白术、茯苓、山药、太子参、苍术、厚朴、半夏、苦参、猪苓、车前草、杏仁、薏仁、蔻仁等。常用化痰散结药还有浙贝母、皂角刺、全瓜蒌、山慈菇、白芥子、生牡蛎、蛤壳粉、海藻、海浮石等。

4. 阴虚津亏型：临床表现有午后潮热、虚烦不寐、五心烦热、咽干舌燥、干咳无痰或痰少而黏、时而带血、消瘦盗汗、腰酸腿软、骨蒸痨热、便干溲赤、舌红少苔、脉细数。应选用养阴清热解毒生津之品。如西洋参、生地、玄参、麦冬、石斛、天花粉、玉竹、天冬、沙参、梨皮、绿豆衣、西瓜翠、山药等，也可芦根泡饮代茶。

5. 瘀毒内阻型：临床表现为发热、口干咽燥、喜冷饮、便干溲黄赤、头痛、鼻流脓涕或瘀血、痰呈脓血状、女子白带多为米泔色而带臭味、舌质红而暗、可见瘀斑、舌苔黄而干。脉多弦数或滑数。这表示病情发展较快，或合并有急性感染。选用清热解毒、活血化瘀药物治疗。常用的药物有金银花、连翘、败酱草、蒲公英、野菊花、大青叶、板蓝根、半枝莲、鱼腥草、龙葵、白花蛇舌草、藤梨根、黄连、黄柏、黄芩、山栀、山慈菇、黄药子、胆汁、桔梗、紫花地丁、土茯苓等。

6.气血双亏型：临床表现有消瘦乏力、面色皎白、心悸气短、全身疲乏、动则自汗、食欲不佳、头昏眼花、舌质淡红、脉沉细而弱。宜补益气血，常可选用益气补血、健脾补肾的中药。如黄芪、党参、白术、茯苓、山药、太子参、当归、熟地、白芍、鸡血藤、大枣、黄精、何首乌、阿胶等。另外，滋补肝肾药也可选用，如山萸肉、杜仲、川断、巴戟天、肉苁蓉、龟板、鳖甲、菟丝子、桑葚子、女贞子、枸杞子、旱莲草、鹿角霜、覆盆子等。

四、中医对癌症的一些治疗方法

归纳起来有以下五种：活血化瘀法、扶正培本法、清热解毒法、软坚散结法、化痰祛湿法等。

（一）活血化瘀法

活血化瘀类的一些药物具有以下几种作用：

1.抗癌症：有这一作用的药物有全蝎、地鳖虫、水蛭、虻虫、川芎、红花、丹参、莪术、川楝子、乌药、大黄、五灵脂、鸡血藤、斑蝥等。

2.抗凝和溶解纤维蛋白作用：活血化瘀药，不但能改善恶性癌症患者的"高凝状态"，使癌细胞处于抗癌药物及患者自身免疫活性细胞的抑制之下，而且降低血小板凝聚，可减少癌症的转移。

3.抗炎和抗感染：活血化瘀药中的丹皮、地榆、赤芍、川芎、紫草、马鞭草、虎杖等，均有抗菌消炎作用和抗病毒作用。若与常用的清热解毒类药物合用，更可增加抗癌的效果。

4.改善血液循环：能增加局部血流速度和血流量，解除血管痉挛，调整组织缺血引起的营养失调和代谢障碍，因而可使放疗、化疗的效果增强，增加其敏感性。

5. 调整结缔组织的代谢：活血化瘀药可以减轻放射性肺炎及纤维化，使血管闭塞好转及减轻，也可使放疗减毒、增效。

6. 免疫调节：有一些活血化瘀药可以促进和提高身体的免疫功能，增强巨噬细胞的吞噬能力。如血府逐瘀汤、大黄牡丹皮汤等。当然，也有不少活血化瘀药，可产生免疫抑制作用，应该根据情况来选择。

(二) 扶正培本法

扶正培本法又称扶正固本，是扶助正气、培植本源的治疗方法。

具体说扶正固本法包括了益气健脾法、温肾壮阳法、滋阴补血法、养阴生津法四大类。

扶正培本法的实际作用，有以下几方面：

提高癌症治疗效果以及延长生存期；减轻放疗、化疗不良反应；提高和调整身体的免疫功能；改善骨髓造血功能；提高内分泌功能及增强体液调节作用；提高和改善身体的新陈代谢；促使癌症细胞向正常细胞转化；对失调的生理功能具有双向调节作用，类似天平反应，可使失调的生理功能恢复平衡，重建内环境平衡，以利健康的恢复。另外，该法对动物实验性癌症有防治作用。

由于扶正培本法具有那么多作用，所以远远胜过了一般的支持疗法。

(三) 清热解毒法

中医还认为，毒热是恶性癌症的主要病因病理之一，上面已有叙述。临床上常见到癌症患者有"邪热壅盛之表现"，中期、晚期癌症患者在病情发展阶段，常见有口渴、便秘、苔黄、舌质红绛，脉博快数等热毒症状，应采用清热解毒治疗。

可选用清热解毒药物如白花蛇舌草（有免疫双向调节作用）、

穿心莲、大青叶、金银花、板蓝根、紫花地丁、蒲公英、鱼腥草、龙胆草、栀子、黄连、黄芩、黄柏、大黄等。

(四) 软坚散结法

癌症多呈包块，坚硬如石，中医认为："坚者削之"、"结者散之"，应用软坚散结的药物来使肿块软化，甚至消散，这就是软坚散结法。根据中药药性分析，味咸之品均有软坚作用，故常用硼砂、海藻、昆布、海螵蛸、海浮石、青黛、地龙、五倍子等。

(五) 化痰祛湿法

有一部分癌症，如甲状腺瘤等，中医认为是痰湿聚集而形成的，故采用化痰祛湿的方法治疗。

常用的药物有瓜蒌、天南星、牛蒡子、山慈菇、马兜铃、前胡、杏仁、白术、薏仁、茯苓、猪苓以及泽泻、木通、半边莲、大戟、竹叶、瞿麦、海金砂、芋艿、泽漆、葫芦等。

(六) 以毒攻毒法

中医在治疗癌症过程，还常应用"以毒攻毒"办法。癌症在体内的形成，虽有众多原因、众多病机，但总是邪毒结聚所致。历代不少医家认为，毒陷邪深，非攻不克，故常选用一些药性峻猛并具毒性的药物来治疗癌症，有时可收到一定效果，如用雄黄、砒石治疗急性早幼粒细胞性白血病已取得突出疗效，这就是以毒攻毒最好的案例。

中药以毒攻毒的药物不少，常用的有：动物类药全蝎、蜈蚣、斑蝥、红娘子、守宫（壁虎）、蛇毒、河豚油、蟾蜍、地鳖虫、蛴螬、水蛭等。金石矿物类有雄黄、硇砂、砒石、轻粉。本草类药有藤黄、藜芦、常山、狼毒、蓖麻、马钱子、巴豆、洋金花、生南星、生半夏、生附子、急性子、乌头、八角莲、独角莲、雷公藤、芫花、大戟、商陆等。

五、癌症的中医外治法

癌症的中医外治法常用的主要有敷贴法。将药物敷贴在癌症部位。如治疗乳岩，初期可用太乙膏掺阿魏粉或黑退消贴之。乳疳样岩宜搽青黛膏。将溃时可以红灵丹油膏外敷。溃后掺海浮散或九黄丹，并以红油膏或生肌玉红膏盖贴；若出血如注，以棉花球蘸桃花散紧塞疮口，加压缠缚。

六、常用的抗癌中草药

1. 属于清热解毒类抗癌中草药：重楼、半枝莲、白花蛇舌草、猪殃殃、蜀羊泉、龙葵、蒲公英、紫菀、金银花、青黛、黄连、射干、茵陈、猕猴桃、了哥王、狗舌草、凤尾草、东风菜等。

2. 属于软坚散结类抗癌中草药：天南星、桔梗、瓜蒌、天花粉、蜈蚣、白僵蚕、鳖甲、牡蛎、珍珠母、黄药子、无花果等。

3. 属于扶正培本类抗癌中草药：人参、黄芪、天冬、薏苡仁、茯苓、扁豆、甘草、女贞子、猪苓、黄精、山茱萸、补骨脂、蜂乳、番木瓜、防己、百合等。

4. 其他类抗癌中草药：诃子、乌梅、芦荟、乌药、小茴香、蟾酥、丽江山慈菇、桦菌芝、菱角、砒石、美登木等。

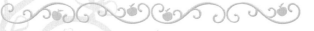

第二节　古人留给我们的运动抗癌四宝

一、五禽戏

五禽戏是一套动功保健疗法，它能够增强肌力，使人动作灵敏、协调、平衡，改善关节功能及身体素质，不仅有利于高血压病、冠心病、高脂血症等的防治，而且对癌症患者的康复均有较好的医疗保健作用。

五禽戏包括虎戏、鹿戏、熊戏、猿戏、鸟戏。

虎戏：自然站式，俯身，两手按地，用力使身躯前耸并配合吸气。当前耸至极后稍停，然后身躯后缩并呼气，如此3次。继而两手先左后右向前挪动，同时两脚向后退移，以极力拉伸腰身，接着抬头面朝天，再低头向前平视。最后，如虎行般以四肢前爬七步，后退七步。

鹿戏：接上四肢着地势，吸气，头颈向左转、双目向右侧后视，当左转至极后稍停，呼气、头颈回转，当转至朝地时再吸气，并继续向右转，一如前法。如此左转3次，右转2次，最后回复如起势。然后，抬左腿向后挺伸，稍停后放下左腿，抬右腿如法挺伸。如此左腿后伸3次，右腿2次。

熊戏：仰卧式，两腿屈膝拱起，两脚离床面，两手抱膝下，头颈用力向上，使肩背离开床面，略停，先以左肩铡滚落床面，当左肩一触床面立即复头颈用力向上，肩离床面，略停后再以右肩铡滚落，复起。如此左右交替各7次，然后起身，两脚着床面成蹲式，两手分按同侧脚旁，接着如熊行走般，抬左脚和右手掌离床面。当左脚、右手掌回落后即抬起右脚和左手掌。如此左右交替，身躯亦随之左右摆动，片刻而止。

猿戏：择一牢固横竿，略高于自身，站立手指可触及高度，如猿攀物般以双手抓握横竿，使两脚悬空，作引体向上7次。接着先以左脚背勾住横竿、放下两手头身随之向下倒悬，略停后换右脚如法勾竿倒悬，如此左右交替各7次。

鸟戏：自然站式。吸气时跷起左腿，两臂侧平举，扬起眉毛，鼓足气力，如鸟展翅欲飞状。呼气时，左腿回落地面，两臂回落腿侧。接着跷右腿如法操作。如此左右交替各7次，然后坐下。屈右腿，两手抱膝下，拉腿膝近胸，稍停后两手换抱左膝下如法操作，如此左右交替也7次，最后，两臂如鸟理翅般伸缩各7次。

二、八段锦

八段锦创于北宋末年，是一种距今已有800多年历史的传统保健方法，它是由八种导引动作复合而成，每式的动作设计都针对一定的脏腑保健或病证治疗的需要，有调整脏腑功能、疏通经络气血的作用。八段锦分南（坐式）北（站式）两派，都是静中有动，动中有静，功法简单易学，安全可靠，老少皆宜。坐式八段锦，以其注重柔和，更适用于癌症患者及年老体弱者锻炼之用。练习时不可用力，动作宜柔、宜缓，呼吸匀静细长，快慢同于体操。其坐式较多，可散坐、端坐、单盘坐、双盘坐或随意坐等，中老年人多以端坐或单盘坐易做。

三、易筋操

易筋操源于易筋经，是现代学者以简易与实用为原则，加以整理论释，并选择式数较少，老少咸宜的一套简练的操法，对癌症康复期患者及中老年人是十分适合的。相传易筋经为南北朝高僧禅宗第一代宗祖达摩所创。易筋操与易筋经一样，围绕着形体屈伸，以及一定的姿势，借呼吸法诱导，加强中枢神经对机体各部的控制，依靠这种坚持不懈的运动方式，逐步提高内脏器官的功能和加强肌肉的力量，促进体内各种组织液的循环，加强血管的舒缩和弹性，调整和加强全身的营养吸收，对于慢性疾患的康复、保健及延长生命都很有益。

易筋操的运动量小、柔缓，没有高难动作，整个操练都以手掌为主的形式进行，并伴以呼吸运动，不仅容易掌握，而且利于坚持。

四、太极拳

太极拳为我国特有的武术项目，也是我国传统的体育保健疗法之一。太极拳的动作轻松柔和，呼吸自然，连贯协调，气沉丹田，要求横膈运动和腹肌运动相结合，这样可以改善血液循环，加强对消化道的机械刺激作用，有益于循环系统、呼吸系统、消化系统疾病的康复。太极拳对癌症的防治有积极作用，尤其是癌症手术，或放疗、化疗过程中以及康复期，量力而行地选择锻炼太极拳，有较好的辅助治疗作用。

打太极拳时必须"以意导气，运动四肢，气迫全身"。它采用内功与外功相结合，使呼吸、意念与运动三者和谐统一，动作、运行路线处处带有弧形，整套练习起来，要求精神贯注、上下相随、虚实分明、连贯圆活、速度均匀，好像行云流水，连绵不断。太极拳适合于不同年龄、性别及体质的人锻炼，尤其适合于广大中老年人以及癌症患者和康复期患者锻炼。

五、易筋操详解

易筋操源围绕着形体屈伸，以及一定的姿势，借呼吸法诱导，加强中枢神经对机体各部的控制，依靠这种坚持不懈的运动方式，逐步提高内脏器官的功能和加强肌肉的力量，促进休内各种组织液的循环，加强血管的舒缩和弹性，调整和加强全身的营养吸收，对于慢性疾患的康复、保健及延长生命都很有益。

1. 易筋操锻炼法：

第一式（握拳呼吸）：两脚分开，与肩同宽，两手自然下垂，全身放松，两眼凝视前方，静心呼吸 3 分钟。柔缓发力握拳，拳心向后，两手大拇指尖贴近大腿。行腹式呼吸，吸气时，小腹胀满；呼气时，小腹收缩，两拳握紧。

第二式（按掌呼吸）：两脚开立如肩宽，两臂下垂，两手掌做下按姿势，掌心向下，手指向外，略翘起，随呼吸运动。呼气时，两手掌发力下按。

第三式（托掌呼吸）：两脚开立如肩宽，两臂侧平举，掌心向上，意念托物状，随呼吸运动。呼气时，似感两掌有物下压，用意将掌上托，掌不动，即用意念诱导。

第四式（撑掌呼吸）：两脚开立如肩宽，两臂侧平举，手腕上翘，掌心向外，随呼吸运动。呼气时，两掌向左右撑开，手指发力弯向头部。

第五式（开合呼吸）：两脚开立如肩宽，两手合掌于胸前，指尖向上，随呼吸运动。吸气时，两掌徐徐分开到胸旁；呼气时，两掌徐徐合拢还原。开合时两手大拇指尖要贴胸，动作要随呼吸进行，呼吸必须缓慢、柔和、均匀。

第六式（撑掌呼吸）：两脚开立如肩宽，左腿跨出成弓步，后腿蹬直，身体自然挺直，左手上撑，掌心向上，右手下垂，手指向下，掌心向大腿。在整个呼吸过程中，身体位置不变，呼气时，左掌上撑，右手下垂，左右两手发力拉长，呼吸12次后依法换右弓步。

第七式（起伏呼吸）：站立时，身体自然舒展、小开立（宽30~35厘米），静心呼吸3分钟然后吸气，两臂前平举，掌心向上；呼气，翻掌向下，同时慢慢下蹲；再吸气，翻掌向上，慢慢起立，保持起伏呼吸。

第八式（下俯呼1吸）：两脚开立如肩宽，身体正直，两手下垂，吸气；然后边呼气，边徐徐下弯呈90°，两手下垂，掌心向后，指尖向下，眼看地面；直立时吸气，缓缓回复至原位。

2. 注意事项：

（1）在做易筋操前15分钟，要抛开一切琐事，保持情绪安定，放松肢体，敛神，平视，舌舐上腭，意守丹田，行腹式呼吸，柔匀轻慢，不急不躁。

（2）操练之处，力求空气新鲜，晨曦日出后公园、草坪尤为适宜。

（3）对癌症患者开始时，每式操练动作做8次（一呼一吸为1次），力求自然，不使疲劳，不求速效，循序渐进。随着熟练程度和体质状况的提高，可逐步增加到16次、24次或36次。

（4）初练时呼吸不免短促，久练自然深长，因此，在练操前要做腹式呼吸，用以适应锻炼易筋操的需要。练完呼吸，即可练操。对癌症患者来说，在有部分限制的情况下，第一式至第五式，也可采用坐式操练。

（5）对伴有心脏病、哮喘病者，在发作期禁忌练操；疑有气胸、肺气肿等病症时，应去医院诊疗检查、凡确诊者也属忌练之列。

（6）癌症患者，在锻炼易筋操收功后，应避免吹风，不要立即沐洗冷水浴；通常练操后，可适当活动，如随意走动，散散步，活动活动关节，但不能过于负重。

（7）易筋操是一种简化的易筋经外功，锻炼有效，可进一步训练其内功。

第三节　乳腺癌康复体操

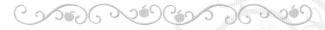

乳腺癌根治术后，患者术侧上肢可能会因为瘢痕挛缩、肩关节活动受限、术中神经损伤造成僵硬和麻木，另外，淋巴组织的清除，还会影响患侧上肢的淋巴回流，造成上肢肿胀。因此，患

者术后要尽早开始功能练习，否则肢体将不能像术前一样正常活动，甚至影响日常生活的自理。

经过胸外科乳腺外科护理组的长期摸索、改进，并结合临床实践：一套适合乳腺癌术后患者身心康复的体操出炉了。体操分为两大部分，第一部分适合术后麻醉清醒、病情稳定至拔管后 2~3 天的患者练习，主要包括深呼吸运动，腕部、肘部、臂部运动，肩颈运动，穴位按摩等；第二部分适合拔管后 4 天至术后 8 周的患者练习，主要是手臂上举、伸展和肩关节的外展、内收、旋转等运动。

（一）晒衣夹和橡皮圈

应用晒衣架和橡皮圈的体操可以加强手和指头的力量。患者躺在床上，甚至手臂上有静脉输液管时，都可以做这些体操。

1. 手指捏紧运动：

（1）把橡皮泥团成球，放在你的拇指和食指之间；

（2）紧捏橡皮泥，直到两指相碰；

（3）拇指再分别和其他各指重复上述动作。

2. 腕部向上运动：

（1）左前臂放在桌面上，左手握紧橡皮泥；

（2）右手向上拉橡皮泥，而右腕部也同时背屈向上；

（3）两手交换重复上述动作。

3. 手指分开运动：

（1）做一橡皮泥的环；

（2）把环套在右手的第二节指骨上；

（3）用力分开你的手指；

（4）用左手重复上述动作。

4. 手指张开运动：

（1）用手掌压平橡皮泥；

（2）拇指和食指紧贴在一起插入橡皮泥中；

（3）在橡皮泥中用力张开手指；

（4）拇指再分别和其他各指重复上述动作。

5. 握拳运动：把橡皮泥放在手中，来回转动，反复握紧它。

（二）海绵球

海绵球很轻巧，容易抓住，运动时也很安全，即使打着你，也不会受伤。这些体操可以躺着做，有些需要坐着做。

1. 并膝运动：躺着或坐着，把球放在两膝之间，并用力夹紧它。

2. 抬腿运动：躺着，把球放在两足之间，然后将它抬离床面。抬球时吸气，把它放回床面时呼气。

3. 握拳运动：把球放在手中，来回转动，反复捏紧它。

4. 上下抛球运动：坐着（床旁要有坚固的栏杆），把球抛上去，再接住它。

5. 两手交替抛球运动：右手将球向上抛起，左手接住；再左手抛球，右手接住。重复数次。

6. 拍手和抛球运动：患者可与朋友共同来做这个运动。两人隔一定距离，相对而坐，来回掷一个海绵球，每次接球前拍下手。

（三）橡皮筋（松紧带）

这种橡皮筋非常薄，很容易拉直。可以通过伸展橡皮筋来增加运动量。这些应用橡皮筋的体操都可以躺着或坐着完成。

注意：一定不要让橡皮片靠近脸部。因为一旦未抓住，它就可能弹回来，伤及面孔和眼睛。如果你感到身体虚弱，肢体震颤，或者估计难以抓住橡皮筋时，就先不要做这些体操。

1. 胸臂扩张运动：两手分别抓住橡皮筋的两头，向侧方扩张。

2. 胸肩扩张运动：把放在头后或背后的橡皮筋，拉向两侧。

3. 腕部背屈运动：把橡皮筋绕过右手腕部

（1）左手向下紧紧拉住橡皮筋的两头；

（2）右手用力向背侧弯曲；

（3）左右手交换，重复上述动作。

4. 小腿伸展运动：

（1）左右手各抓住橡皮筋的一头；

（2）弯曲膝关节,把橡皮筋绕过双脚底部；

（3）双手往上拉橡皮筋，而双脚向下蹬直。

5. 下肢伸展运动：两手各抓住橡皮筋的一头：

（1）把橡皮片绕过左脚底部；

（2）弯曲左膝向胸部靠近；

（3）用手向上拉橡皮筋，左腿用力向下蹬直；

（4）右足重复上述动作。

6. 下肢外展运动：

（1）左右手各抓住橡皮筋的一头；

（2）把橡皮筋绕过双脚底部；

（3）用力把腿分向两边。

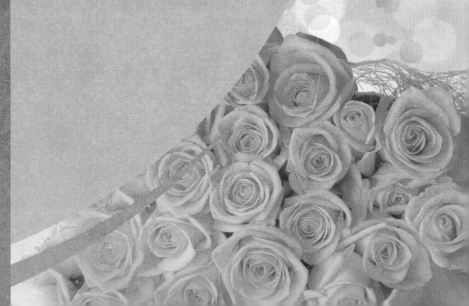

第六章 癌症的饮食防治

　　高脂肪饮食地区、国家及人群中结肠癌及乳癌发病率高，脂肪的摄取量、动物脂肪的摄取量，与这两种癌发病率及死亡率成正比关系。

　　如前所述，人类癌症的发生与饮食关系非常密切，为使广大读者和患者掌握这些知识，在日常生活中合理地选择食品，这里向大家介绍一些饮食方法，以期配合其他疗法，更为有效地与癌症作抗争。

第一节 避免致癌的饮食因素

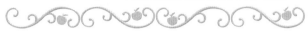

一、膳食中有哪些物质可以致癌

据对癌症病因的分析，已知除小部分与遗传因素有关外，绝大部分与环境因素有关，而其中膳食营养因素最为重要。

> **爱 心 提 示**
>
> 膳食中可以致癌的物质按其来源，一般分为天然存在的（胼类等）、食品生产加工中污染的（多环芳烃等）和烹调中形成的三类。

下面对一些常用饮食与癌症的关系进行讨论。

（一）高脂肪膳食与致癌的关系

目前比较一致的看法是：高脂肪饮食促进结肠癌和乳癌的发生。

世界上不同地区、不同国家、不同时期对移民的流行病学调查结果显示，高脂肪饮食地区、国家及人群中结肠癌及乳癌发病率高，脂肪的摄取量、动物脂肪的摄取量，与这两种癌发病率及死亡率成正比关系。

最新的研究表明，结肠癌与体内胆固醇含量高有关，从而提示人们吃脂肪含量多的食物可引起结肠癌。

乳腺癌是妇女的主要癌症之一，在发展中国家妇女，饮食中脂肪含量少，乳腺癌发生率低；而在发达国家，如英国、美国的妇女，因饮食中脂肪占的比例大，乳腺癌的发生率就要高得多。专家们认为可以透过控制饮食结构，特别是减少食物中脂肪含量，来防止乳腺癌的发生。

　　有学者研究证明，北美洲男子有很高的前列腺癌死亡率，这种死亡率同饮食中脂肪的摄入量有明显关系。

　　还有人认为，饮食中的脂肪摄入与胰脏癌发生有明显关系。

（二）其他致癌物有哪些

　　有某些食品添加剂、农药以及某些嗜好饮料成分等。

　　因为癌症细胞分解糖的能力非常强盛，如果使血液流过癌症，约有 57% 的血糖被癌症消耗掉。可能最简单的一种方法便是尽量少吃糖，甚至应该少吃其他高热量的食物（如脂肪与酒精）。

　　在我们日常生活中，最大量、最经常使用的食品添加剂就是盐和糖。两者不可能不用，但要避免过量。用量适当的话，是不会有多大害处的。

二、饮食方式及品质与癌症发病关系

（一）饮食方式与品质的因素

　　1. 不正确的烹调方法：长时间焖、煮蔬菜，使维生素破坏；鱼、肉过分加热烧焦，产生棕黑色物（具有致癌性）；食糖过分加热产生棕黑色物质（亦具有致癌性）。

　　2. 某些食品加工方法问题：经常食用用盐腌制（如咸菜、咸鱼、咸肉）、盐腌发霉（酸菜）、油煎（特别是鱼、肉，易产生具有致癌性的热解产物）、熏制（熏鱼、腊肉）、使用防腐剂的罐头食品及香肠。

　　3. 食品的品质缺陷：蛋白质摄入不足（是胃癌的危险因素）；

纤维素含量不足食用发霉食品和变质的动物脂肪。

4. 饮食中某些维生素或微量元素不足：如维生素 A、维生素 C、胡萝卜素、维生素 E 不足；微量元素硒、钼、铁的缺乏。

5. 不良饮食习惯：饮食不定时，晚餐过迟，暴饮暴食，偏食。

6. 其他不良嗜好：吸烟、嗜酒。

（二）食物烹调中形成的致癌物

主要是蛋白质、脂肪和碳水化合物的热解产物。

1. 蛋白质热解产物：主要是色氨酸和谷氨酸热解产物。

2. 脂肪热解产物：主要是不饱和脂肪酸的过氧化物及胆固醇的环氧化物。

3. 碳水化合物的热解产物：主要是糖焦产物。

三、癌肿部位与饮食的关系如何

有科学家统计，美国人的癌肿发生，与食物的关系最大，在男性中，食物因素致癌占 40% 的病因，女性占 60% 的致癌病因。从癌肿部位看致癌的饮食因素有以下联系：

1. 口腔、咽喉：饮酒、吸烟、过热食品刺激。

2. 食道：吸烟、饮酒、过热食品长期刺激、铁及维生素 A 的缺乏、营养不足、鞣酸不足。

3. 胃：吸烟、多吃米饭、盐辣食品、咸干鱼品类食品。

4. 结肠：高脂肪饮食。

5. 肝脏：黄曲毒素、营养不良、饮酒。

6. 胰脏：高脂肪饮食、吸烟。

7. 喉部：吸烟。

8. 肺：吸烟、胆固醇摄取过多。

9. 乳房：高脂肪饮食，高热量饮食。

10. 子宫颈部：维生素 A 缺乏。

11. 膀胱：吸烟。

12. 甲状腺：碘的缺乏或过剩。

综合起来看，酒是口腔、咽喉、食道的致癌因素。吸烟是以肺为首的口腔、咽喉、喉头、食道、胃、胰、膀胱等很多脏器的致癌危险因素。高脂肪饮食是结肠、胰脏、乳房、子宫体、卵巢、前列腺的致癌因素。

> 爱 心 提 示
>
> 防癌饮食有：牛乳、鸡蛋、鲜肉类、鱼类、蔬菜、水果、面包、马铃薯、香蕉、鳗鱼、白菜、西瓜、梨子、西红柿、花生、黄瓜、柑橘等。

第二节　抑癌饮食因素

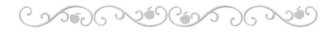

一、膳食抑癌物的抗癌过程

在人类膳食中虽然存在有致癌物，但也同时存在着抑癌物。根据研究，膳食抑癌物的抑癌过程主要是：

1. 抑制致癌物的形成。

2. 抑制致癌物的代谢（如抑制致癌物的活化，诱导去毒酶）。

3. 阻止致癌物与大分子结合活化。

4. 抑制癌症促进剂的作用。

二、维生素与癌症

如今，人们已先后发现维生素 A、维生素 C、维生素 D 和维生素 E 等具有不同程度的防治癌症的作用。维生素作为人类和动物生理必需的微量物质，与生命现象有着重要关系，缺乏维生素会产生一系列疾病，并可导致功能紊乱，促进癌症发生。一方面，维生素对人体刺激作用和不良反应最小，另一方面，味美可口的蔬菜水果又富含维生素，若其能成为治疗癌症的药物，其优点比起化疗或放疗来是显而易见的。

（一）维生素 A 的抗癌作用

与抗癌饮食有密切关系的主要是视黄醇及胡萝卜素。维生素 A 具有抗癌性，每天吃富含维生素 A 蔬菜的人群中，肺癌发病率要比少吃这类食物的人群少 30%，而且胃癌发病率也低。

怎样从食物中获得足量维生素 A 呢？

维生素 A 广泛含于水果、蔬菜及动物性食品中。胡萝卜素是水果和蔬菜中维生素 A 的主要形式，它在体内经过变化就可变为维生素 A。动物肝脏含维生素 A 很丰富，植物中含胡萝卜素量较高的水果和蔬菜有甘薯、胡萝卜、绿叶菜、葱、青菜、油菜、芹菜叶、韭菜、辣椒、雪里蕻、苋菜、菠菜、香菜、荠菜、杏、南瓜、紫菜等，可挑选色深的绿色蔬菜吃。

维生素 A 胶丸，成人每天一粒即已够（含量 2.5 万国际单位），若长期大量地补充维生素 A，每天的剂量超过 3 万国际单位，就有可能发生不良反应，出现头痛、骨痛、疲劳、烦躁等症状。所以，并不是吃维生素 A 越多越好，也不宜任意地吃，要在医师的指导下服用，以求合理、安全。

（二）维生素 C 的抗癌作用

维生素 C 呈酸性，缺乏时可致坏血病，故又名抗坏血酸。已证明维生素 C 确实具有良好的防癌效果。

如果每天能服用 2 克维生素 C，将可以使体内致癌物急剧减少。有研究发现，最近美国癌发生率的降低，与改进食品保藏方法，使维生素 C 的损失减少有关。

我们知道，亚硝胺是诱发消化系癌症的重要致癌物质，维生素 C 却能有效地阻止生成亚硝胺反应的进行。

当亚硝酸盐和某些食品中的胺类物质混合在一起后，在酸性条件下很容易发生反应生成亚硝胺，人体的胃恰是发生这种反应的良好场所。而维生素 C 却能有效地阻止生成亚硝胺反应的进行。

根据近年来的研究证明，维生素 C 能提高身体免疫功能，减少癌症发生。

某些化学物质只有被氧化后才会转化为真正的致癌物，维生素 C 对抗着氧化，可以阻断致癌物的产生。

维生素 C 还具有抗辐射作用。

爱 心 提 示

维生素 C 还是一种解毒剂，能解除体内毒物，包括一系列致癌化合物的毒性。因为这也是抗癌的一个重要点。

除此之外，维生素 C 有助于保护维生素 E，并与维生素 E 一起产生作用，使抗癌作用得到加强。

怎样摄取足够量的维生素 C？

大剂量维生素 C 酸性太大，会使胃酸过多的患者感到不适。某些人每日摄入大量维生素 C（4 克以上）时，有可能形成肾结石。还有研究指出，大剂量维生素 C 的服用会引起生殖衰竭、诱发依赖维生素 C 的综合征等。因此，食用富含维 C 的水果、蔬菜更好，同时可摄入多种营养成分，以及其他无机盐及微量元素，可以让多种抗癌物共同起作用，有利于对抗癌症，因此吃营养丰富的食品要比服维生素 C 片，更为合理。

应挑选含维生素 C 量丰富的食物，下面是每百克食物中含维生素 C 在 40 毫克以上的食物（括号中数字代表含量毫克数）有：

枣（540，为16品种之平均值）、沙田柚（123）、蒜苗（102）、四季豆（57）、豌豆苗（53）、子姜（56）、藕（55）、大白菜（46）、小白菜（60）、矮白菜（56）、塌棵菜（75）、鸡毛菜（46）、油菜（51）、紫菜苔（79）、红油菜苔（86）、芥菜（90）、大叶芥菜（86）、雪里蕻（83~94）、苋菜（89）、韭菜（56）、青蒜（77）、大蒜瓣（67）、荠菜（55）、金花菜（85）、菜花（88）、苦瓜（84）、柚（41）、橙（49）、柠檬（40）、山楂（89）、桂圆（60）、栗子（60）、柿子（57）等。

在烹调中应如何减少食物中维生素C的损失。

1. 食品要在新鲜时就吃，因为食品贮存的时间越长，则所含的维生素C分解越多。

2. 食品在加工时不要切得太细，如把蔬菜切得越细，则它们与氧的接触面就越大，而氧会加强对维生素C的破坏。

3. 烹调对维生素C有较大的影响，维生素C溶于水，性质极不稳定，易受热、氧化。加碱或在铜锅中烹调，能加速其破坏的程度，烹调时间要短，烹煮蔬菜时，不加苏打和少用水。

4. 在加工切细蔬菜后，不宜用水浸泡太久。煮菜汤或其他汤汁时，应尽量喝完，因汤内含有多量的维生素C。

5. 新鲜蔬菜水果均不宜放在日光下曝晒，因为阳光过分照射也会破坏维生素C。

（三）维生素E与防治癌症关系如何

现在认为癌细胞就是突变体，自由基可经常侵袭人体细胞中的DNA，使之发生突变，而维生素E具有抗氧化作用，能发挥消除自由基的作用。动物实验证明，服用维生素E后能减少致癌物诱导的皮肤癌和乳癌。

维生素E作为抗氧化剂，可使粪便中致突变物质减少，而维生素E缺乏则可致癌症发生。已知维生素E可保护正常细胞免除癌症细胞破坏。胃癌患者的维生素 E 含量低。

维生素 E 的间接防癌作用是保护人体内维生素 A 和维生素 C 不被氧化破坏，从而也提高了维生素 A 及维生素 C 的抗癌能力。此外，还可改善免疫系统的健康状态。

含维生素 E 丰富的食品有麦胚、谷胚、蛋黄、豆类、硬果、叶菜、植物油等。

（四）维生素 B 的抗癌作用

一些动物实验证明，维生素 B_2 缺乏，可以增强化学致癌物的致癌作用。

给患者含有大剂量的复合维生素 B_6 的饮食中，还逐步增加蛋白质，使人惊讶的是，癌前期损害消失了。

有研究表明，那些不患癌的妇女饮食中有充分的 B 族维生素和蛋白质。

维生素 B 在帮助膀胱癌患者方面很有效，他认为每天服用 200 毫克维生素 B_6，可以调整某些致癌化学物质有关的整个新陈代谢过程。

有的学者认为，我们最恰当的处置办法，就是在我们的抗癌记事册上，干脆把 B 族维生素作为一个整体记下来。

（五）维生素 D 的抑癌作用

维生素 D 具有抗乳癌及各种白血病的作用。

尽管对维生素抗癌作用有不少证据，但确实也存在一些相互矛盾的结果。另外，抗癌试验大部分基于动物实验，这方面还需要进一步研究。

三、微量元素与癌肿发病的关系

有研究结果显示身体缺 Se、Mo 是肝癌的危险因素。

肝癌发病率与 Mn、Mo 呈负相关。

大肠癌与 Li、Be、Mg、Al、K、V、Cr、Mn、Fe、Co、Ni、Ga、Rb、Y、Cs、Ba 呈正相关，而与 Na、P、Se、Sn 呈负相关。

高 Se 地区，居民头发 Se 含量高于一般地区，两地癌症死亡率为 58/10 万~63/10 万，而低 Se 的黄龙县，癌症死亡率达 128/10 万。

（一）硒与癌症的发病关系

近 30 年来的大量研究表明硒是一种抑癌元素。

许多学者认为硒不仅有预防癌症作用，而且有可能用以估计患者预后和治疗作用。

硒是一种营养素，低硒会引起许多疾病，专家们认为适当补硒是有益的。

人体摄入的硒几乎全部来自食物。食物含硒量受食物种类、产地和加工三种因素影响。动物内脏、海产品、肉、鸡、蛋白、大米和其他谷物含硒量较高，蔬菜和水果通常含硒量较低。大豆、牛乳和奶制品为主的食品中含硒量介于二者之间。食品加工越精制含硒越少；谷物或蔬菜在加热时，由于硒的挥发，丢失量可达 25% 以上，但一般烹调丢失量较少。

影响硒吸收的因素主要有四个方面：

1. 蛋白质、热量供应不足的儿童，血硒含量低，因为硒在体内是透过蛋白质结合，携带和转运的。

2. 酗酒常常导致低硒，因酒是一种低硒饮料。

3. 食物中含汞、镉、铜、锌、砷等过多，可干扰硒的吸收和生物效应。

4. 食物中含硫酸盐、磷酸三甲酚及银过多也减低硒的吸收。

（二）镁与癌症发病的关系如何

成年人体内含镁量为 20~30 克，其中 50% 主要以磷酸镁和碳酸镁的形式存在于牙齿及骨骼中。另约 1/4 的镁存在于软组织和细胞间质。土壤中含镁相对丰富地区癌的发病率就往往很低，而那些土壤中含镁低的地区，癌发病率就往往较高。

镁在小麦里含量较多，但是当把小麦加工成白面粉时，大部分的镁被丢弃了。一片白面包实际上失去了大约85%的镁。同样，白大米所含的镁不到糙米的1/3。冻豌豆所含的镁也只占生豌豆的1/3。人乳含镁很丰富，但牛乳含镁就少了许多，而消毒牛乳则更少。

爱 心 提 示

含镁较多的食品有：麦芽、全麦制品、荞麦、棉籽粉、红干辣椒粉、蛋黄、香蕉及一些豆类、大部分坚果和种子。

（三）铁与癌症发病的关系

成年人体中含铁的数量不足4克，但功用十分重要。

有鲜肉中的铁以血红素铁的形式存在，最容易为身体所吸收。肝脏，尤其是猪肝也含大量铁。其他含铁食物有甲壳类、全谷食物、豌豆、绿色蔬菜等。

铁的缺少均可诱发癌症，铁矿工人肺癌发病率增加，原发性和继发性血黄素沉着症的患者常并发肝细胞癌，但铁的明显缺乏也会导致癌症增多。问题是进铁量一定要适当。用铁"强化"食物时，也应认真重视，对缺铁者当然有利，但对不缺铁的地区或个人，也要防止带来不利的影响。

（四）钙与癌症发病的关系

钙是构成骨骼和牙齿的重要成分，人体99%的钙集中于骨骼与牙齿中。在一般软组织中，钙也是基本的组成成分，并且是维持它们正常功能所不可缺少的物质。

研究还表明，摄入维生素D和钙最多的人，结、直肠癌的危险性最小。另外，足量的钙还可与脂肪酸和胆汁酸相结合形成不溶性化合物排出体外，从而有对抗脂肪与胆汁酸的作用，而脂肪与胆汁酸的代谢产物会促进结肠上皮细胞的增生和肠癌的发生。

第三节　癌症患者保健食谱

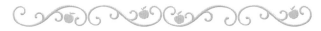

一、主食类

（一）饭、糕、饼、面食

1. 参枣米饭

原料：糯米 25 克、党参 10 克、大枣 20 个。

制法：将党参、大枣放在锅内，加水适量泡发后，煎煮半小时，捞去党参、枣，汤备用。糯米淘净，加水适量放在大碗中蒸熟后扣在盘中，把枣摆在上面，再把汤液加白糖 50 克煎成黏汁，浇在枣饭上即可。

功效：补气、健脾、和胃、防治癌症。

适用：癌症患者体质虚弱、食欲减退、营养不良、心悸失眠、脾虚便溏、浮肿等症。

2. 莲肉糕

原料：糯米或粳米 500 克、净干莲肉（去芯）约 100 克。

制法：先将莲肉放在高压锅内，加水适量，煮熟烂，以洁净之蒸笼布包住莲肉，揉烂碎。将米淘净，与莲肉渣泥拌匀，置搪瓷盆内，加水适量，蒸熟，待冷后，以洁净蒸笼布将其压平，切块，上盘后撒白糖一层即可。

功效：味美可口、健脾益胃、宁心安神、抗癌。

适用：癌症、老年体弱、病后调养、脾虚泄泻、失眠易惊。

3. 茯苓饼

原料：米粉、茯苓细粉、白糖各等分。

制法：米粉等加水适量，调成糊。以微火在平锅里摊烙成极薄煎饼。

功效：抗癌、补气、益胃。

适用：癌肿、气虚体弱、心悸气短、食欲欠佳、疲乏、失眠、大便溏软；老年人病后、手术后调养及癌肿患者放疗、化疗后消瘦无力、免疫功能低下等，均可食用。

4. 萝卜丝饼

原料：面粉 250~500 克、白萝卜丝若干。

制法：面粉如常法制片，填加白萝卜丝馅，再烙成小饼。

功效：健胃、理气、消食、化痰、抗癌。

适用：食道癌、胃癌、咳嗽、气喘、痰多、胸闷、食欲不振、消化不良、大便秘结。

（二）粥类

1. 猪肺粥

功效：补肺健脾、止咳化痰、抗癌。

适用：肺癌、肝癌、肺气虚的久咳、多痰、咯血。

2. 薏仁粥

原料：粳米 100 克、薏仁粉 30~60 克。

适用：胃癌、肝癌、扁平疣、风湿性关节炎、脾虚泄泻等。

3. 珠玉二宝粥

功效：抗癌、清补脾肺、甘润益阴。

适用：食道癌，胃癌，肝癌，食纳减少，乏力消瘦，午后低热，甚或骨蒸盗汗，咳嗽夜重。

4. 莲子芡实粥

功效：抗癌、补中益气、养心安神。

适用：癌症患者体质虚弱、心悸怔忡、睡眠多梦，以及脾虚纳呆、腹胀泄泻。

5. 桂圆红枣三米粥

原料：桂圆干 15 克、红枣 15 克、紫米 180 克、糯米 240 克、薏米仁 15 克、白糖 90 克、玫瑰糖 9 克、红绿丝 9 克、红糖适量。

制法：三米加水常法煮粥，待米粒将要开花时，加入桂圆丁、红枣丁、红糖煮成粥，分盛数碗；然后取玫瑰糖、白糖、红绿丝拌匀，撒在粥面上即可食用。

功效：补益气血、和中健脾、抗癌。

适用：癌症患者体质虚弱、气血不足（贫血、乏力）、营养不良、食欲不佳。接受放疗、化疗后恢复阶段。

二、菜肴类

（一）荤菜类

1. 烩生鸡丝

功效：温中、益气、补虚、利膈、爽胃、抗癌。本品含蛋白质 25.9 克，脂肪 13.9 克，糖 12 克，供给热量 1358.54 千卡、钙 17 毫克、磷 200 毫克、烟酸 8.3 毫克。

适用：癌症患者体质虚弱、营养不良、免疫功能减退、接受化疗、放疗后白血球下降。另可用于老年体弱、肝炎、肠炎、慢性胃炎、结核病、慢性气管炎、脑血管疾病等。

2. 清炖甲鱼

功效：肉鲜如鸡，汤清色淡味浓。滋肝肾之阴，清虚劳之热，补血、凉血、抗癌，消症瘕积聚。

适用：癌症患者及接受放疗、化疗之后均可经常食用。特别是呈现虚火潮热，口干咽燥，大便津少而秘结，盗汗口腔溃疡等时更宜。另外对高血压、肝脾肿大、营养不良、肝炎、肾炎、结核病、口角炎、皮炎、角膜炎、贫血等病症亦宜。

（二）素菜类

1. 糖醋黄瓜卷

功效：清热、解毒、止渴、利尿、抗癌。黄瓜中的纤维素，可使肠道中腐败物及胆固醇加快排泄。鲜黄瓜中的丙醇二酸，可抑制糖类物质变为脂肪，有减肥作用。所含的葫芦素 C，具有抗瘤作用，且没有什么不良反应。

适用：癌症患者，特别是有热毒存在或阴虚津亏、低热等情况。另可用于高血压、冠心病、脑血管病、肝炎、肾炎、肥胖症、高脂血症等治疗。

2. 鲜蘑炒豌豆

功效：益气和中、利湿解毒、抗癌。《食物本草会纂》说："调营卫，益中平气。治消渴，煮食治寒热，除吐逆，止泄痢，利小便，腹胀满，下乳汁。"《随息居饮食谱》说："煮食，和中生津，止渴下气，通乳消胀。"现代研究认为，蘑菇与豌豆均有抗癌作用。

适用：癌症患者，高血压、冠心病、肝炎、肾炎、肥胖症、神经炎、脚气病、心脏损伤、口角溃疡、舌炎、阴囊炎、脑血管病、糖尿病等患者，均可选食。

（三）荤素菜

1. 肉丝拌黄瓜、海蜇

功效：黄瓜性凉，清热解渴利水，并有抗癌作用。海蜇味咸，化痰软坚消积。大蒜具有较强的抗菌作用，亦能杀虫（如蛲虫）、消毒、祛痰。现已证实，大蒜除降压、降脂、强心作用外，还有抗癌作用。平时常食，还可预防感冒及流行性脑脊髓膜炎，并能止痢止泻。

适用：癌肿患者，或癌症患者手术后、放疗后恢复阶段，形体消瘦，倦怠无力，气血亏虚、食欲欠佳。另外，老年人之高血压、高脂血症、肠炎、痢疾、感冒等情况，均可食用。

2. 肉蘑烧豆腐

功效：补益气血、健脾醒胃、抗癌。

适用：癌症、营养不良、贫血、慢性肾炎、肺结核、舌炎、皮炎等患者均可食用。

3. 鸡丝烩豌豆

功效：补益气血，降压祛脂，抗癌。本品约含蛋白质 32.3 克、脂肪 13.1 克、糖 24 克，可供给热量 1471.36 大卡。含钙 39 毫克、磷 326 毫克、铁 5 毫克、维生素 B_1 7.8 毫克、烟酸 7.8 毫克、维生素 C 21 毫克。

适用：癌症、高血压、冠心病、肝炎、结核病、营养不良、贫血、脑血管病、皮炎、舌炎、神经炎、食欲不振、脚气病等。

4. 蛤蜊鲫鱼

在烧鱼的同时，将洗净的蛤蜊用开水烫外壳略开、捞起掰开蛤蜊壳，放在鱼的两边。上桌时随带姜末、醋佐食。

功效：清热利湿、止咳化痰、软坚、抗癌。

适用：肝癌、白血病、颈淋巴结结核、高血压、冠心病、慢性支气管炎、咳嗽咳脓痰、痔疮、痰核、口渴烦热等病症均可食用。

（四）甜、素、凉菜类

1. 莲子鲜奶露

功效：滋补五脏、养心安神、益肾固精、健脾止泻、抗癌。

适用：癌症患者体质虚弱、心悸怔忡、失眠多梦、噎膈反胃、气血不足。另可治慢性腹泻、五更泄泻、遗精、崩漏、白带、月经过多等病症。

2. 冰糖银耳

功效：益气和血、润肺生津、滋阴养胃、强心健脑、抗癌。

适用：癌症患者可常食，也适用于虚劳咳嗽，痰中带血、咳血、鼻出血、便血、胃炎、虚热口干、咽干喉痒、肺结核潮热、神经衰弱、心悸失眠、月经不调、白细胞减少、高脂血症等。

（五）膏、饮料、汤羹类

1. 杏仁奶茶

功效：止咳化痰、平喘、润肠、滋补五脏、抗癌。

适用：癌症、老年性慢性支气管炎、咳嗽多痰、气喘、肠燥便秘、反胃噎膈、消渴、高脂血症、身体虚弱等病症。

2. 红枣黑木耳汤

功效：健脾和胃、补益气血、抗癌。

适用：癌症患者营养不良、气血不足、形体消瘦、倦怠无力、食欲不佳时均宜食用。另可用治贫血、慢性胃炎、肝炎、冠心病、脑血管疾病等病症。

3. 参枣桂圆汤

功效：益气补血、健脾养胃、养心安神、抗癌。

应用：癌、肿、贫血、体质虚弱。心神不宁、心悸怔忡、心中烦闷、失眠多梦。贫血、肝炎等病症。

（六）成品类

1. 蜂乳胶囊

含蜂王浆等。口服，每日 1~2 丸，一日 3 次。

功效：滋补强身、抗癌。适用于营养不良、体质虚弱、食欲不振、慢性肝炎、癌症。

2. 参芪膏

含黄芪、党参等。口服，每服 9 克，一日 2 次。

功效：益气补虚，益卫固表。适用于体质虚弱，动则汗多，抵抗力差的患者。癌症患者亦宜常服，能增强身体免疫功能。

3. 鳖甲胶

含鳖甲、阿胶、冰糖、黄酒、香油。炖化口服，每次 3~9 克，每日 1~2 次。

功效：养阴退热、消瘀破痞。

适用：阴虚血亏、骨蒸潮热、症瘕积聚、肝脾肿大。癌症患者也可常用。

4. 人参糖

含人参与砂糖，口服，每次 10 克，一日 2 次。

功效：益气补血、调营养卫、宁心安神。

适用：气血虚弱、形体消瘦、精神不振、倦怠无力。癌症患者也可常服。

癌症患者的康复较其他疾病的康复更为复杂，涉及医学、心理学、社会学等多方面。目前已经形成一门独立的癌症康复学。这里先就康复过程中一些共同的问题提出来讨论。

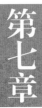

第七章

癌症患者的家庭护理

　　癌症患者除了接受正确的治疗外，要注意起居有常、合理的膳食营养、结合自己身体条件的适当体育锻炼、健康的文化娱乐生活、有益的社交活动、有计划的学习工作，增强与疾病抗争的信心和力量。

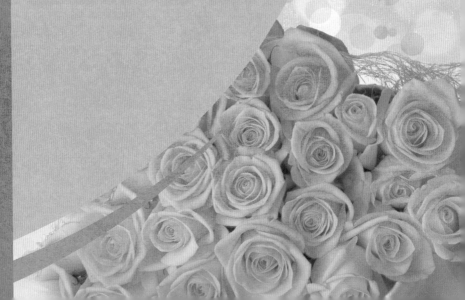

癌症患者除了接受正确的治疗外，要注意起居有常、合理的膳食营养、结合自己身体条件的适当体育锻炼、健康的文化娱乐生活、有益的社交活动、有计划的学习工作，增强与疾病抗争的信心和力量。

癌症患者一般的康复活动的内容，包括精神心理方面和身体素质方面。

精神心理方面就是要解除恐惧和悲观失望的消极情绪，逐步树立战胜疾病的勇气和信心。要想得开，正确对待，认真对付，集中精力，配合好治疗。

身体素质方面，除了接受正确的治疗外，要注意起居有常、合理的膳食营养、结合自己身体条件的适当体育锻炼、健康的文化娱乐生活、有益的社交活动、有计划的学习工作，增强与疾病抗争的信心和力量。

第一节　癌症患者的护理

一、环境护理

患者的休养必不可少的是环境，环境的好坏直接影响着疾病的康复。所以，为使患者心情舒畅，早日康复，必须要有一个安静、舒适、整齐、清洁、美观、幽雅的休息环境。

室内墙壁的颜色对患者有直接影响。故室内的墙壁均以用浅、淡、调和的颜色为宜，具体色调可根据患者的喜好来定。

光线同样能影响到患者的病情变化。患者需要充足的阳光，它能使人心情舒畅，并可杀菌，净化空气。但应注意不能让阳光直接照射患者，过强的光线会刺目、耀眼，令人心情烦躁而不适，而室内阴暗又会使人感情郁闷、恐惧和忧虑。故应使室内的光线适度。

室内应保持空气清鲜，因为新鲜和清洁的空气可使人感到精神爽快、轻松，利于肺部呼吸，以便气体交换，保证心脏充足的供氧，对于患者尤其重要。

轻音乐可使人轻松愉快，噪音给人以不良刺激，不同程度的音响可以引起人的不同心理反应。患者可以多听一些轻音乐，有利于身体康复。

二、癌症患者的心理护理

(一) 心理护理的原则

在癌症患者接受治疗和康复的整个过程中，医生、护士的工作当然是主要的，但家属、亲友的态度也起着不可忽视的作用。

1. 要正视现实，冷静对待，尽量多给予患者关心、爱抚和鼓励，增强其战胜疾病的信心。

2. 要建立一个良好的治疗、休息气氛和环境，注意保护性医疗制度，一言一行都要有利于患者与疾病作抗争。

3. 主动分担患者的痛苦。家庭成员间不要互相推诿、埋怨，应该相互关心、谅解、合作，不能在患者面前表现出厌烦情绪，要透过共同努力来克服所遇到的种种困难。

4. 做好饮食调养和家庭护理工作，及时给患者补充足够的营养，调配可口的、患者爱吃食品和菜肴，耐心细致地做好护理工作。

5. 对患者由于病痛的折磨而引起的情绪变化，如发怒、埋怨，甚至吵骂，要充分谅解，从关心、爱护角度给予劝导和安慰。

6. 一旦发现患者病情有变化，在作适当应急处理的同时，及时与医生联系，如实汇报病情，争取尽快治疗。

得了癌症后，由于恐惧它的恶果，所以患者家属在充分关心和体贴的情况下，要引导患者参加到工作、娱乐等活动中去，消除心理顾虑。

满足学习和工作要求：对癌症患者不要一味地劝其休息，应根据情况，在力所能及的情况下，鼓励其学习和工作。对早期患者可照常参加工作，因为患者在精神充实的情况下，无暇忧虑疾病，对心理起很好的调节作用。也要多参加社会活动，使精神有一个逐渐松弛的过程。

鼓励参加娱乐活动，中老年人要想松弛一下紧绷的神经，应多参加娱乐活动，如老年迪斯科、交际舞、电影、电视、音乐、钓鱼、游泳等，使精神愉快、身心健康。

现在有的地区，一些癌症患者自发地组织起来，建立癌症患者俱乐部，参加跳舞、唱歌、读书、书画、气功锻炼等各种活动，可以互相鼓励，增强战胜疾病的信心，许多患者能够健康地生活。

这里只简单介绍一下心理护理的原则，心理自我康复的方法见下一章。

三、癌症患者的营养护理

(一) 营养护理的原则

癌症患者接受手术治疗、化学药物治疗、放射治疗，也或多或少会造成身体的营养障碍。所以，对于一个癌症患者来说，营养治疗将是十分重要的。

营养治疗的详细要求将在专题章节中叙述，这里只是提出几个原则：

1. 通过口服、管灌、静脉营养等方式，使患者维持较良好的营养状态。当胃肠道不能达到维持必要的营养状态时，经静脉输注高营养液是较好的方法。

2. 患者要制订好一个合理的营养治疗方案，包括食谱。应包括以下营养素的补充：蛋白质、碳水化物、脂肪、维生素 A、维生素 C、食物纤维、维生素 E、维生素 B 族，以及微量元素硒等。

3. 多吃一些有抗癌作用的食物，如刀豆、无花果、菜豆、甘蓝族的食物（如卷心菜）、大蒜、蕈类、海带、枣、菱、黄瓜、海参、牡蛎肉、鳖、文蛤、黑木耳、银耳、紫花、龙眼、淡菜、芦笋、花菜、刺梨、猕猴桃、杏干、茶水、牛奶、蜂乳等。

4. 除了提供给身体较多的营养物质外，还要注意提高身体对营养物质的吸收、利用和代谢。

（二）帮助患者养成良好的饮食习惯

1. 饮食要定时、定量、少食、多餐。少食多餐对消化道癌症患者更重要。

2. 多吃新鲜水果、蔬菜。

3. 多吃含有抑制致癌作用的食物。

4. 不吃盐腌及烟熏炎烤的食物，特别是烤糊焦化了的食物。

5. 坚持低脂肪饮食，常吃些瘦肉（牛肉、羊肉、猪肉、禽肉）、蛋类、乳类（包括鲜乳、优酪乳等）。

6. 要吃新鲜食物，不吃发霉变质的食品。

7. 要戒除烟、酒嗜好。

8. 要多吃富含食物纤维素的食品、水果，以保持大便通畅，每日一次。

9. 少吃精米、精面，多吃粗米、全麦片、标准粉、杂粮、玉米面、黄米饭、豆类等。

10. 常吃含有丰富维生素、无机盐、纤维素、蛋白质和不饱和脂肪酸的食物，如葵花子、芝麻、南瓜子、西瓜子、花生、葡萄干、杏干等。

另外，饮食宜清淡，不宜过咸。多吃粥食，细嚼慢咽，注意饮食的搭配等。

四、癌症化疗患者的护理

化疗药物一般都会产生一些不良反应，对患者家属来说，要注意以下几点：

1. 首先要了解服用药物后，在什么时间、会出现怎样的反应，做到心中有数，及时作好准备。

2. 化疗后，患者往往食欲减退，并出现恶心呕吐等消化道反应，这时，一定要合理安排好饮食，使患者及时得到足够的营养。一般说，化疗患者每天最好供给热量4000千卡，蛋白质每天按每千克体重2克。只要患者食欲良好，应尽量鼓励其进食。烹调口味鲜美的菜肴，进食环境也应该幽静、舒适。为了保持良好食欲，不宜吃油煎、油炸和烧、油腻的食品。胃部不适时，让患者吃几片苏打饼干，有时会觉得舒服些。

3. 出现药物反应时，服用相关药物来治疗，如有恶心呕吐，可服止吐药；食欲差，可服多酶片等。

4. 尽量把患者安排在向阳的房间，日照每天不少于3小时。房间内布置宜简单和谐，整齐清洁，不用的杂物尽量清除，给患者一种平静舒畅的感觉。可以适当布置书画及花卉等，使气氛更为典雅。

5. 生活要充实、丰富，有时间就与患者谈谈高兴的事，看电视、听广播、写字、作诗，只要是有益的文化娱乐，每天可安排一些。

当然，还要鼓励患者适当活动，进行力所能及的锻炼。

第二节 癌症患者的家庭治疗

一、癌症患者在家如何继续服药

通过住院的集中治疗后，患者大部分的时间还是在家里疗养治疗。正确地继续服药，要求做到：

1. 一定要遵照医嘱来选药、服药，使服用的药物剂量、服药时间、服药方法上均正确无误。不能自行随意增减药量，改变时间。

2. 在服药期间根据医生的要求，定期复查，包括血常规（白细胞计数、分数）、血小板计数、肝功能、肾功能、胸部透视或心电图检查等。

3. 服用多种药物时，一定要在药袋上写明每种药物的服药时间和次数。

4. 要按医嘱妥善保管好药物，贮存时间不宜太长，注意药物是否过期、变质、虫蛀。

5. 不要随便服用一些不良反应较明显的药物。

6. 煎服中药，一定要按中医师的规定去做。煎药马虎，服药次数不对，会影响治疗效果。

总之，要认真服药，一切在医生指导下进行。

二、康复过程中的锻炼疗法

打太极拳、做体操、练气功等均可进行。其中最简单的锻炼方法，是正确地散步。散步可以改善血液循环，促进新陈代谢，提高身体的免疫功能。

123

散步时要注意：全身放松、活动肢体、调匀呼吸、悠然自得、百事不思、从容不迫、闲庭信步、衣带宽松、鞋袜合适。

散步的距离一定要量力而行，时间从短到长，一般在 20 分钟左右，逐渐增加。年老体弱，也可拄杖而行，有人陪伴。选择阴凉，行人和车辆较少的地方，空气新鲜的树林尤为适宜。

散步时间，一般在早晨、饭后、睡前，也可因人而异，根据每个人的生活节律来选择。

第三节　癌症患者的日常生活指南

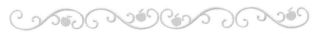

一、癌症患者的日常生活安排

癌症患者大多存在不同程度的恐惧、焦虑、悲观、失望等消极心理情绪，个别患者甚至还有轻生的念头。作为家属，应采取有针对性的心理护理，如主动热情关心患者，抽一定时间陪伴他，倾听其诉说心中的焦虑，并表示理解和同情，消除其孤寂感，让其体会到他并不是孤立地承担痛苦。多与患者交谈疾病以外的话题，转移其注意力。这些都有助于患者减轻癌痛。

患者要多想些愉快的事，排除一切烦恼的干扰。保持一个平静的心境，避免在精神情绪方面有过多、过大的波动。这一点对疾病的康复的确是十分必要的。

由于疾病的影响，患者的日常活动常受到限制，根据病情及生活习惯的不同，每个患者的日常生活安排也是不一样的。日常生活安排得好，就能使自己感受到生活的乐趣，增强身体的抵抗力。癌症是一种复杂的疾病，要达到最佳康复不能只靠单方面的措施，必须采取综合手段。患者可以尽量根据自己的爱好，多参

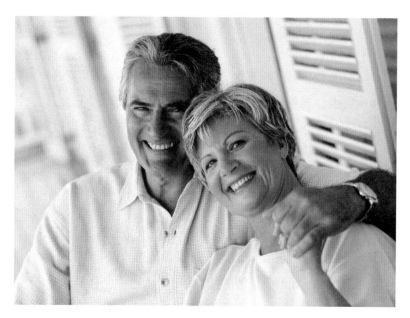

加一些有生活情趣的活动，如下棋、绘画、听音乐，唱歌，散步，集邮、看书等，使生活内容五彩缤纷。

总的原则要轻松、愉快、清静、充实。要制定一个适合患者情况的作息时间表，睡眠、休息、服药、进食、活动、学习、文娱，有条不紊。一天下来不觉得过分劳累，又没有虚度年华的惆怅，过得充实。

（1）要保证心情舒畅，这是康复的前提，也是战胜癌症的精神支柱。

（2）积极配合治疗。患者在康复阶段仍要继续治疗，要了解医师的治疗方案，主动配合，及时反映治疗中的反应，使医生掌握病情变化，适时调整治疗方案和用药剂量，收到最佳疗效。

（3）重新调节生活规律，患者患病后无论生理上、心理上都发生很大变化，要重新建立生活规律，养成良好习惯。

（4）要适当加强营养，这是康复的物质基础。

（5）经常坚持锻炼。

以上五个方面紧密相连，相互影响，相互渗透，是促进患者最好康复的得力措施。

归纳起来是：生活有规律，情绪稳定和乐观，避免得外感病或其他疾病，避免过度疲劳，做事要量力而行，参加适当的文化娱乐和体育锻炼，合理的膳食营养，正确地服用物或进行其他治疗，保持内心平静，态度积极、主动。

二、适度的运动有益于癌症患者的康复

研究表明坚持长期锻炼能降低癌症复发的概率，但许多患者由于种种原因未能长期坚持适量运动。医生为患者制订个性化的锻炼计划将给他们带来锻炼的动力。

康复体育锻炼有主动和被动两方面：主动锻炼，是指自己能做的各种形式的运动，以提高肌肉张力，改善持久力和忍耐力。被动锻炼，是指借助于他人的操作如按摩而使患者被动接受运动，改善局部血液循环，放松心身，从而帮助机体功能的康复。康复体育锻炼可由简到繁，由轻微运动逐渐加大运动量，根据自己的承受能力，逐步坚持运动，使自己能适应日常生活需要。所以开始只能在床上做些简单的活动，如料理自己的简单生活，然后视体力再增加运动量。

适当的锻练对增进食欲、恢复体力及睡眠均有裨益。当然，也要因病而异，要根据身体全面情况，选择自己的活动项目。如肺部手术或放疗后，肺功能较差的情况下，再去爬山、游泳，就会引起不适。

擦背是古老的健身防癌运动。用毛巾擦背时，这些安静的细胞受到刺激，就会变得异常活跃，并进入血液循环，演变成为具有吞噬异物能力的网状细胞，一旦发现癌细胞，就将其消灭。

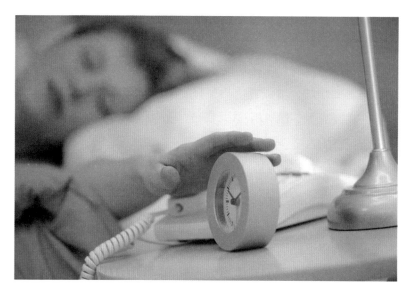

三、癌症患者的性生活问题

不管是手术、放疗，还是化疗，均对身体产生一定的不良反应，影响体力、饮食、睡眠等，情绪会有较大的波动，在这些情况下不宜太频繁，忽视体力进行性生活，否则会对病情恢复带来不利影响。

当通过治疗，病情已经相对稳定，这时患者可能会有性生活的要求，这也是合乎情理的。但一定要节制不能过度。

一般来说，癌肿患者在根治性治疗后的 5 年之内，性生活都应有一定节制。因为过度的性生活对健康不利，特别是免疫功能的下降，可使癌肿复发或引起复发癌。

爱是多方面的，夫妻不必分床，夫妻间可以用多种方式来表达交流和丰富爱情。如拥抱、接吻、按摩、谈心、同看电视、唱歌跳舞等。乐观愉快的心情，能提高机体抗病能力，有利于康复。

癌肿患者在治疗期间，不宜过性生活。对于各种癌肿不论采用手术、放疗或化疗等措施，均可能出现严重不良反应，常引起食欲减退、睡眠欠佳、白细胞减少、体力下降和精神不足等，因此这期间不宜过性生活。

康复期可适度性生活。这不但有利于协调夫妇关系，而且能调节患者的情绪，增强自信心，有利于康复。如果出现早泄、阳痿、性交疼痛等，切勿相互埋怨、责怪。

四、癌症患者的生育问题

癌症治疗中应严格劝止再怀孕或生育。

术后的辅助化疗或辅助放疗期间，暂时也不宜生育。因为一方面尚不能保证癌细胞已 100% 被清除，另一方面化疗、放疗也有一定的不良反应，特别对生殖细胞有抑制和致畸作用。性生活不仅在体例上不能胜任，而且很可能对防治复发不利，同时还可能引起胎儿畸形或流产。

另一方面，目前发现某些癌症具有先天性和家族性遗传倾向，如视网膜母细胞瘤（俗称"猫眼"）、着色性干皮病、白血病等，某些癌症如肝癌、胃癌、乳腺癌、肾癌、卵巢癌等也有越来越多的家族多发性报导。

因此，女性癌症患者治疗后的生育问题，应与医师详细讨论后决定。

癌症女患者不宜哺乳。临床工作中，常常发现癌细胞因患者哺乳而迅速生长并扩散，尤其是乳腺癌。原因有以下几点：

1. 肿瘤的生长，对身体而言是一种较强的消耗，化疗和放疗对身体也有不同程度的损伤，而哺乳加重了体质的消耗，人的免疫功能进一步下降。古人说得好："正气存内，邪不可干，邪之所凑，其气必虚。"

2. 哺乳促进脑下垂体分泌生乳素，生乳素是一种能使细胞生长的激素，同样可以促进癌症细胞特别是乳癌细胞的生长。所以说，癌症患者不宜哺乳。

3. 对产妇来说，肿瘤在身体内生长，夺走了大量营养物质，使患者体质虚弱，如若病患还接受了手术、放疗、化疗等，对机体有着不同程度的损伤，常常影响食欲，使体质在治疗期间有所下降，身体免疫功能也会受到抑制，抵抗力下降。若此时喂奶，必将增加患者的消耗，降低患者的体质。这样，一则患者吃不消，二则由于体质降低，肿瘤也更容易发展，只会使体内的营养物质更加缺乏，抵抗力进一步下降。

4. 对于婴儿来说，接受患癌母亲的乳汁会影响其生长发育。此时妇女本身的营养状况已是不佳，乳量分泌不足，乳质低下，这样的乳汁是无法满足婴儿正常生理需求。同时哺乳促进垂体分泌生乳素。生乳素是一种能够促进癌生长的激素，生乳素增多也会促进癌细胞的生长，特别是乳腺癌患者更应该警惕。临床资料证实，哺乳可以促进肿瘤的生长和扩散。

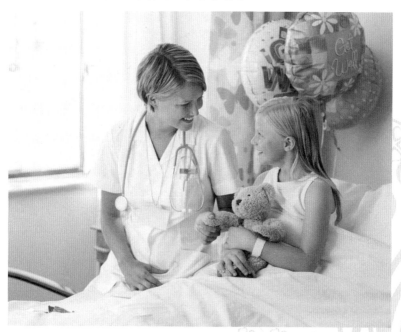

　　此外，还有些癌症与病毒相关性较大，如人乳头状瘤病毒、EB病毒等，都有可能通过乳汁传播给婴儿。

　　因此，癌症患者最好不要怀孕，已经分娩的癌症患者也不要哺乳，可用奶粉等其他辅食替代喂养。已经哺乳的，喂奶期间，一旦发现癌症，应立即停止哺乳，这样才能把危害程度降到最低。

第八章

癌症患者的心理康复

　　正确的态度，应该正视现实，认识疾病已经发生，只有与医生密切配合，积极治疗，才有可能夺取胜利。要振作精神，学会自我排忧解难，多想有希望的事，克服种种病痛的影响，以利于精神的调节、稳定。本章介绍癌症患者的心理改变及康复方法。

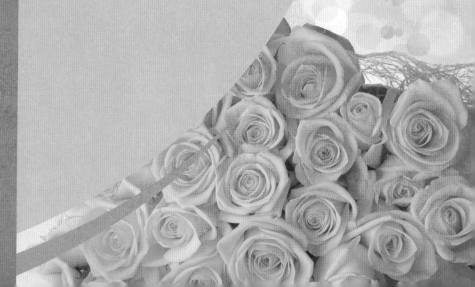

大量的社会调查和临床统计资料表明，不良的情绪是引起癌症发病的重要原因之一。如胃癌、乳腺癌的发病与情绪均有明显关系。中医认为，如果一个人长期闷闷不乐，出现肝气郁结，进一步发展为气滞血瘀，在某些部位就可形成痞块、结节，这就是情绪不好所引起的。

不少癌症患者一得知自己患了癌症，脸色突变，认为一切都完了，忧心忡忡，悲观失望，从而影响食欲、睡眠，打不起精神，削弱了求生的意志，严重影响身体本身防御能力和抗癌信心，这给治疗和康复均会带来不利的影响。有的患者得知患了癌就拒绝再作什么检查、治疗，听之任之，等待死亡的来临，这更是不可取的。

正确的态度，应该正视现实，认识疾病已经发生，只有与医生密切配合，积极治疗，才有可能夺取胜利。要振作精神，学会自我排忧解难，多想有希望的事，克服种种病痛的影响，以利于精神的调节、稳定。下面介绍一下癌症患者的心理改变及康复方法。

第一节　什么叫心理健康

一、什么叫心理

"心理"一词，一般指人的思想、感情等内心活动。心理想想是人们非常熟悉的现象，人的任何活动都包含着心理现象。人类的心理活动是复杂多变的，因为每一个实践活动都闪烁着人类的心灵之光。

具体地说，感觉、知觉、记忆、思维都是某种心理现象，或心理活动，统称为认识活动。另外喜、怒、哀、乐等诸多体验，满意与不满意，喜欢与厌恶，爱与恨等情绪、情感也是一种心理现象。

人的能力、气质和性格，叫作个性心理特征。

心理过程和个性心理特征的总称是心理。

二、如何理解心理健康

心理健康的标准，归纳以下五条：

1. 身体各部分发育正常，生理功能健全，神经系统无缺损，体质坚实。对疾病有高度的抵抗能力，能吃苦耐劳，并且能适应任何苛刻的自然环境。

2. 乐于学习和工作，积极向上，并且对工作和学习能保持较高的效率。有自尊心、同情心、进取心，能够担负各种艰巨而繁重的任务。

3. 体力充沛，头脑清醒，思想集中，精神愉快。

4. 智能良好，意志刚强，心理与行为协调，有健康的人际关系。

5. 能够客观地评价他人和自己，并且能正确地对待和处理他人和自己的失败和挫折，胜不骄，败不馁。

三、怎样努力去保持健康的心理状态

"心理健康、环境适宜、饮食合理、锻炼适量"，这是医学工作者总结出来的长寿的诀窍。

如何去保持健康的心理状态，这是要通过个人去努力。具体说有以下几个方面：

1. 树立乐观向上的生活态度，热爱生活、热爱事业、热爱大

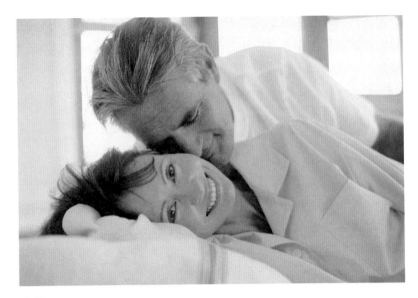

自然。

2. 确立健康高尚的追求目标。要有崇高的理想，正确的奋斗目标，以此来抵制各种不良的诱惑。

3. 保持豁达开朗的博大胸怀。雨果曾经这样说过："世界上最浩瀚的是海洋，比海洋更浩瀚的是天空，比天空更浩瀚的是人的胸怀。"在日常生活和工作中要容纳得了别人对自己的批评和误解，要容纳别人的优点和成功，要实事求是地面对现实，决不为区区小事，斤斤计较，看淡一时得失，不要耿耿于怀，更不能疑神疑鬼，庸人自扰。"心底无私天地宽"就是这个意思。

4. 强化超脱自我的心理意识。世人的不少烦恼往往是由自我贪欲引起的。淡化名利，对个人的事超脱一些，尽量抛开渺小的自我，就能减少苦闷，并可将其转化为一种活泼向上的力量，舒畅、愉快地投入工作。

5. 养成看多面的生活态度。任何事物的发展都不会一帆风顺，任何事物本身也都有其两个方面，塞翁失马，焉知非福？大可不必为一时失利而苦恼。我国著名翻译家傅雷说过："有理想就有苦闷，不随波逐流就到处龃龉"、"人一辈子都在高潮-低潮中浮沉，唯有庸碌的人，生活才如死水一般。"要有足够应变的思想能力。

6. 善于学习。学习使人充实，学习使人进步，学习使生活更有意义。有人曾说过，"只有自己充实了，才能更多地给予别人；只有更多地给予别人，自己才能获得身心的愉快、健康。"

7. 加强群体性的活动。群体可以避免"离群索居"的孤独感，不断强化自己的心理状态。

8. 在生活中不要脱离自己的实际情况和客观条件去盲目地与别人攀比，要自信、自尊、自爱，但不自傲、清高。

《内经·素问·痹论》中说："静则神藏，躁则消亡。"说的是，人若能保持安宁神志、性情舒畅，即能少生病，保持身体健康；即使有病，亦较易治，因为神能收藏。若神不能收藏而躁动不安，定属危殆。

凡是长寿老人，大都性格开朗，态度和蔼，无忧无虑。俗话说："一日笑三笑，活到白头老。"在《内经》中说："有圣人者，外不劳形于事，内无思想之患，以恬愉为务，以自得为功，形体不敝，精神不散，亦可以百数。"百数，就是长命百岁。

清朝杰出的名医叶天士，对因精神因素致病者，总是耐心规劝其"戒嗔怒"，明确指出"药物不能令其欢悦"、"唯怡悦开爽"，病才容易痊愈。

中医之养"性"，当然也不是"山林之乐"式的闲情逸致，而是指一种不为利驱，不为物役的高尚生活情怀。老子曰："大象无形，大音无声。"真正甘于淡泊名利的人，就是这样的大象、大音，他们追求的不是外表的虚无，而是内在的实有。

淡泊于名利，明志于奉献，这才是中医养神、养性，健康心理的真谛。

《太上老君养生诀·养生真诀》中就比较全面、明确地提醒人们，善于保养身体。爱惜生命的人，首先要做到：

1. 鄙薄名利思想，不为追求高官厚禄所用心。
2. 保持心地纯洁，不为淫乐和女色所迷惑。
3. 廉洁奉公，不为金银财物所堕落。
4. 注意饮食调摄，切忌贪纵口福，过食厚味。
5. 为人忠贞不阿，力斥谄媚奸妄。
6. 为他人之乐而乐，切莫妒火中烧，反伤心神。

第二节　癌症患者的心理改变

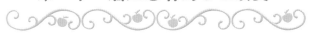

当患者被确诊为癌症，特别是恶性癌症后，会有沉重的心理压力，许多患者首先不是身体经受不住癌肿的毒害，而是精神上经受不住打击，在悲哀和失望中生存，导致身体抵抗力的全面下降。那么，应不应该对患者讲清楚病情，患者又应该如何对待疾病呢？

一、有关对癌症患者的保密问题

虽然癌症正日益被医学家们攻克，许多癌症已经不是不治之症了，但是确有一部分癌症的治疗十分棘手，主要是早期发现困难和治疗上尚无较好的手段，因此，人们对癌症的恐惧一时还难以消除，甚至大多数人仍是谈癌色变。癌症，对患者本人是一个严重的打击，短期内即可造成沉重的精神负担，许多人因此而迅速沉沦下去，经受着癌细胞和精神上恐惧和失望的双重折磨，而后者往往明显而较强地加速了癌肿对人体的侵害，因此，许多患者先不是身体先受不了癌肿的毒害，而是精神上受不了打击，在悲哀和失望中生存，导致身体抵抗力的全面下降。

所以，在得知某人患癌症的诊断消息后，人们为了减少患者精神上难以承受的刺激，不自觉地对患者进行消息封锁，生怕露出蛛丝马迹，因而当着患者是一套台词，背后是另一套。患者往往在祥和的气氛中开始猜疑，最终渐渐或马上判断出。这种探密而得到的噩耗在患者的心理上形成更为悲哀、消极的心理障碍。

从减轻患者的精神负担，减少自我抗拒能力的衰退出发，对癌症患者的适时保密是有必要的。我们着重要讨论的是另一面，即将这一秘密主动告诉患者，而不是尽可能地对患者形成隔音屏障。主张向患者说出实情的目的，归结为一点就是：为了患者本身的利益，为了配合治疗。

对于一些治愈率很高的癌症，如子宫颈癌、白血病、皮肤癌、膀胱癌、阴茎癌等，和处于早期阶段的所有恶性癌症，它们的治疗效果本身较理想，治愈率很高，癌症本身不一定对人体的生命构成威胁，那么，何苦对患者保密呢？这时，一要科学而客观地向患者解释病情，二要积极治疗实现治愈。这种情况下患者知道病情，一可以消除不必要的紧张气氛，避免周围的紧张空气形成对患者的思想压力；二在患者知道实情后，可以按照医生的要求主动地配合治疗及治疗后的康复工作。患者无知、盲目的恐惧，精神上的崩溃以至等待死亡，与患者了解病情、充满信心地主动配合治疗而战胜病魔，两种状态可以产生两种截然不同的效果，后者明显有利于治疗疾病。

一个心理健康、意志刚强、乐观向上的癌症患者，无论其癌症处于早、晚期，当得知病情后，可以快速地度过健康人都可以有的情绪上的不稳定期，继而认真地配合医生的治疗，并且主动寻找战胜癌症的办法。精神上乐观，加强营养，锻炼身体，采取自练气功、太极拳等多方面的康复措施，提高自身的抗癌能力，充分调整人体的抗病潜能，因而可以收到理想的治疗效果。

有些患者需要采取手术治疗，应让其知道自己将要进行什么手术，结果如何，使其具有一定的心理准备，因有些脏器或组织的切除，会造成身体局部的残缺。如妇女的乳房、一侧卵巢或全部的子宫切除；胃癌患者的大部分胃和部分食道被切除；骨癌患者的截肢等。这一过程让患者有初步的了解，手术前得到患者的认可，不仅是尊重人权和体现人道主义精神的表现，而且有助于患者身体的后期康复。

当然，并不主张不分情况地立即将恶性消息通知癌症患者。要以恰当的时间和方式，在患者情绪稳定的情况下，经解释而通知患者，但以下情况仍需对患者实行保密：

1. 癌症已属晚期，判定任何治疗措施为时已晚，存活期很短，如肝癌晚期只有 3~6 个月存活期，治疗上成功的机会极少，应对患者保密以便患者度过愉快的最后时光。

2. 患者的感情极其脆弱，容易形成难以振作的精神打击，或者患者曾经有精神病史，这种情况下对患者保密，是为了保护患者，免受精神创伤之害，或加重病情。

二、癌症患者心理改变的类型

癌症患者在确诊后，都会立即感到一种严重的精神打击，"癌症"对任何人来说都是一个强大的心理刺激。患者会产生强烈的心理反应，表现为日常生活的正常秩序被打乱，情绪上会产生焦虑、紧张不安、愤怒、悲伤、抑郁甚至举止失措，是与下降，睡眠障碍，体重减轻等。在认知上会感到失望、无助、死亡威胁。在行为上会表现否认、回避、反复求医等。癌症的治疗对患者来说也会产生一定的心理、生理反应。如化疗药物的使用会使患者产生恶心、呕吐，放射治疗会产生脱发、身体虚弱；手术治疗会使患者产生疼痛、恐惧、自我形象受损等。其心理状态可表现为否认期、忿恨期、妥协期、抑郁期、接受期5个阶段。

癌症患者的心理改变主要有三种类型：

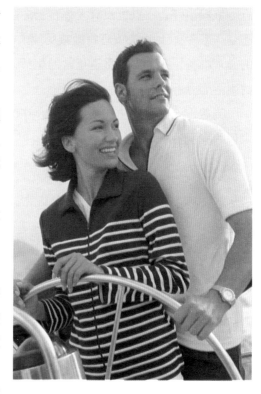

（一）自怨自艾型

这是心理内向的结果，患者消极沮丧，丧失信心，感到自己给家庭及社会带来了负担，成了"包袱"，有一种深切的内疚和自罪感。他们往往不愿意接受治疗，表现为不按时按量服药，不听医生劝说，拒绝执行各项治疗方案，等待着"最后的归宿"。

（二）怨天尤人型

这是心理的外向投射表现为主的类型。表现为：患者焦燥不安，动辄发怒，责怪家人照料不周，埋怨医务人员未尽心尽责，总之觉得谁都对不起自己。基本上，患者还是对疾病的好转缺乏信心而产生的这些不良情绪。

（三）服从依赖型

这类患者的全部生活内容就是与病床为伴，看病、服药、休息，依赖治疗，一点也没有发挥自己的主动性。这些人总觉得自己是"患者"，因此心安理得地接受他人的照顾，也没有恢复正常的心理准备，或者害怕重返正常的生活，觉得自己已经没有正常的生活能力了。

当然，这三种变化并不是独立存在的，而是共同存在，只是表现的程度不同。

第三节　改善心理状态的方法

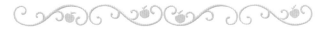

一、改善自怨自艾型心理状态

必须从两方面进行。其一，家人、朋友及同事、医护人员等等应该给予这些患者心理上的支持，使他们重新认识到自己的价值，建立信心，战胜疾病，并给予精神和身体上的关怀照顾，使患者感到大家都在期待着他的康复，并决意不辜负大家的期望，以"回报"大家的一片赤诚之心。其二，患者要学会自我摆脱这种不良情绪，做到以下几点：

1. 想法向前看，把个人的感情从狭小的天地里解放出来。要相信经过自己的努力，大家的帮助，医生的精心治疗会使疾病好转。

2. 适当注意运动。因为运动能调整身体状态。人脑是心理的物质基础，运动使我们可以拥有一个健康的大脑，健康的大脑又会为我们带来良好的心理状态。

3. 培养多方面的兴趣和爱好。参加一些文娱活动，如养花喂鸟、听音乐等，既可以消除消极的情绪，又能陶冶性情，使人精神愉快。

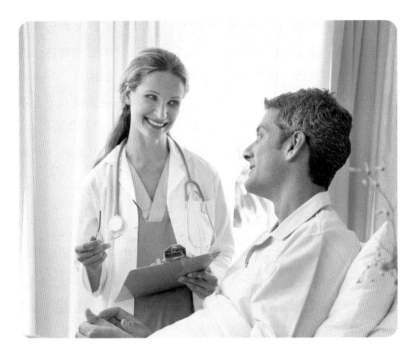

4. 扩大社会交流，结交一些良知益友，当心情不悦时，不妨找他们谈谈心，把心里话倒出来，一方面可减轻心理负担，一方面可以从朋友谈话中得到有益的启示，增加抗病的信心和力量。温暖的友情会冲淡或使人遗忘忧伤、烦恼，无怪乎有人说"朋友是最好的良药"。

5. 学会从另一些角度来想问题：当自悲自弃的时候，应该想想家人失去自己时会多么痛苦，子女们多么需要关怀和指导等。要主动配合大夫医治病痛，为了这些人们，应该振作起来，与疾病抗争。

二、改善怨天尤人型心理变化

这种不良情绪的改善也需要作两方面的努力。周围的人要努力克制自己，理解患者的病态心理，并努力透过友善的交谈，生活上的体贴、照料，医疗上的细致检查等诸多方式，改善同这些患者的关系，稳定他们的情绪。而患者本身也要学会控制自己的情绪，即所谓制怒。要明白发怒百弊而无一利。俗话说"一碗填不饱肚子，一口气能把人撑死"。另外盛怒之下，往往使人失去理智，而铸成大错。因此发怒的结果既会毁掉自己，也会伤害他人。不论处于什么境地，都应该从容地应付各种挫折和变故，学会"退一步想"、"遇事三思而后行"。

三、改善服从依赖型心理变化

要克服这种心理还是要从两方面努力。周围的人要给患者创造条件，鼓励他们要主动为疾病的康复创造条件，并督促他们适当地活动锻炼及进行各种有利于疾病恢复的活动。医生要向患者讲明病情、预后以及需要患者如何配合治疗等。患者也要从思想上认识到疾病的康复与否，除了医药的作用外，自己的内在积极因素将会发挥很大的甚至是不可估量的作用。因此要对自己提出一定的要求，并制定可行的措施、计划、充分挖掘自己的潜力和身体的抗病能力，主动与医生配合治病，争取早日康复。

对于癌症患者这些的心理的治疗，要针对他们的社会心理压力进行疏导，这样疾病才能得到有效的控制。

四、癌症患者的心理治疗

首先，疏泄患者的情绪。因为绝大多数癌症患者有较明显的焦虑、抑郁、紧张、愤怒和担忧，癌症患者离不开社会及心理支持，患者对癌症恐惧又无奈的心理希望有多些情感上的帮助，临床医生、护士以及家属应给患者提供合适的环境和表达机会，让患者发泄压抑的不良情绪，治疗者耐心倾听，并加以引导，给予支持和适当的解释，其情绪问题会得到缓解。这种良好关系给可

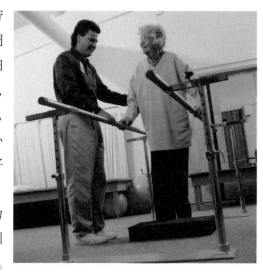

以给患者心理状态带来的益处。经专家调查，让一组患者详细了解化疗进展状态，而另一组仅作治疗，专家们观察到前组心理方面的结局明显好于后组。

其次，引入行为治疗技术，如放松训练，制订活动计划。相当一部分癌症患者对化疗和放疗存有恐惧心理，甚至产生回避行为，对此类患者可采用逐级暴露、系统脱敏等行为疗法，以便减轻焦虑和抑郁，提高患者的自信心。患者明确知道病情后，应将生存的欲望寄托治疗，积极配合医生的治疗，要对医生充满信心，自己则应该相应建立起治愈疾病的希望及信心。

最后，可以采用认知治疗技术。因为很多癌症患者存在悲观失望情绪，认为患了癌症等于判了死刑。医生应该告诉患者目前化疗药物可靠的疗效，手术及放疗效果的提高，并举出成功的治疗病例等。患者的认知改变了，情绪就会好转。

心理治疗就是利用人的心理活动对体内的生理生化过程产生好的积极的效果，促使患者向痊愈的方面发展，癌症患者的心理治疗目的是使患者对人生充满乐观，对疾病没有忧虑和抑郁情绪。据统计，有 1/8 万~1/10 万的癌症患者由于积极的心理状态，使他们内在康复能力得到充分调动，致使癌因素消失，免疫功能恢复而癌瘤自行消退，正是因此，心理治疗是整个癌症治疗过程中必不可少的重要组成部分。

　　总之，对癌症患者的治疗是以治愈为目的的，对晚期患者的姑息治疗在某种程度上也是一种心理治疗，因去除了患者的某些症状，如疼痛、梗阻、出血等，使患者相信疾病会有所改善，心情舒畅，食欲改善，导致自身免疫力增强，这令一些晚期患者延长生存期，更有甚者肿瘤消失，故对患者进行必要的心理治疗使患者保持良好的心态是癌症治疗中一个不可缺少的部分。

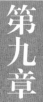

第九章

癌症疾病常见的问答题

当知道患癌症后，应该在战略上藐视，在战术上重视。应面对现实，首先承认患病的客观存在，要树立的指导思想，树立信心，科学地对待疾病。同时要克服恐惧、失望、压抑的消极情绪。可以找医生谈谈自己的病情和想法，使医生完全掌握病情的变化，并请医生帮助自己分析病情，使自己对自己的病情有一个初步了解，这样便于掌握病情的变化和疾病的规律性，从而配合治疗。

一、哪些食物容易致癌

在我们的日常生活中，如何从饮食方面预防癌症的发生，哪些食物容易致癌呢？

油炸、熏烤食品：如油条、炸鱼、烤羊肉串、烤鸡、烤牛肉、烤鸭、烤羊肉、烤鹅、烤乳猪等，在此类食品制作过程中，不仅降低了其营养成分，破坏了食物中维生素 A、维生素 B、维生素 C 等，而且煎炸过焦后，产生致癌物质多环芳烃。油煎饼、臭豆腐、煎炸芋角、油条等，因多数是使用重复多次的油，高温下会产生大量致癌物质。

高脂肪膳食：调查表明，脂肪、肉类、食糖摄入量高的，结肠癌、乳腺癌、宫颈癌等发病率也高。

熏烤食品：如腊肉、熏肉、熏肝、熏鱼、熏蛋、熏豆腐干等等，含有大量 3，4-苯并芘。常食易患食道癌和胃癌。

腌制食品：如腌肉、咸鱼、咸菜等，都含有亚硝胺，可能引起消化道肿瘤。

隔夜蔬菜：如各种绿叶菜烹饪隔夜后会含有大量的亚硝酸盐，使用后可与胃内的蛋白质分解产物结合成亚硝胺，长期食用易导致胃癌和肠癌。

腌制食品：咸鱼产生的二甲基亚硝酸盐，在体内可以转化为致癌物质二甲基亚硝酸胺。咸蛋、咸菜等同样含有致癌物质，应尽量少吃。

霉变物质：米、麦、豆、玉米、花生等食品易受潮霉变，被霉菌污染后会产生致癌毒草素——黄曲霉菌素。

槟榔：嚼食槟榔是引起口腔癌的一个因素。

反复烧开的水：反复烧开的水含亚硝酸盐，进入人体后生成致癌的亚硝酸胺。

酒精除了含有一些致癌物质之外，也会诱发刺激黏膜组织的发炎反应产生组织变异。过量的饮酒习惯更会导致营养不良、免疫力下降，而增加癌症罹患的机会。

二、为什么说情绪好坏会直接影响癌症病情

人类的癌症是一类疾病，它的发生也与生物因素、心理因素和社会环境因素有关。精神、情绪是心理因素的具体表现。精神与情绪的好坏和癌症的发生发展有密切关系。

这在古今医学中早有论述，早在二千年前，《内经》就提出了心理因素与身体疾病相关的概念。例如："喜怒不节则伤脏；""怒伤肝、喜伤心、思伤脾、忧伤肺、恐伤肾"等。祖国医学认为肿瘤是由于七情郁结，脾胃受伤等原因，以致气血凝滞的结果。我国元代医生朱丹溪认为乳岩（癌）是由于经常忧愁、郁闷、愤怒等情绪不好所引起。

古希腊的珈伦医生曾注意到：忧郁的女子比乐观的女子更易得癌。19世纪的医生佩吉特说：在牵肠挂肚、忧虑失望的情绪之后，癌症往往会趁虚而入，这样的病例不计其数。许多调查研究说明不好的精神、情绪，不良的心理状态、社会刺激因素是一种强烈的促癌剂。

现在我们知道，如果指一个人不健康应该包括两方面，一方面是身体上病痛，另一方面是精神情绪上的、心理上的不健康，如长期的惊慌、恐惧、悲痛、愤怒、紧张、不满、忧虑、家庭不和睦等。有以上情况的人，他体内的免疫功能是下降的。免疫功能下降使人较容易生病，也较容易得癌。经研究现在已知道，长期精神、情绪不好，能引起内分泌的不平衡和淋巴系统的功能紊乱是造成免疫功能下降的原因。

那些不善于渲泄生活事件造成的负性情绪体验者，即习惯于

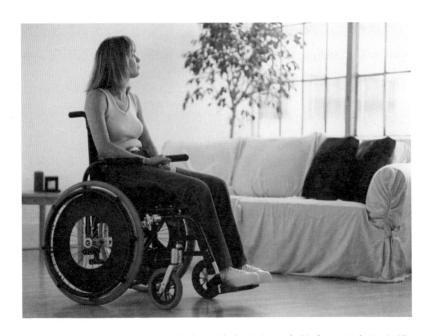

采用克己、压抑的应对方式者，其癌症发生率较高。还有些人错误地认为"癌症是不治之症"，虽然他患癌后已得到妥善的治疗，但是，他心中仍然非常紧张，情绪低落，对一切不感兴趣，睡不好，吃不香。像这种样子，自身的免疫功能就会降低，就有利于癌症的复发或转移。对这种情况要做解释工作，要培养乐观情绪。近十多年国内外的医学研究，已有很大进步，许多早中期癌症患者可以治愈，即使是晚期患者，经过合理治疗，一部分可能治愈，另一部分可以减轻痛苦，延长寿命。所以癌症患者要树立起战胜癌症的信心，要有良好的精神状态。积极配合医护人员，调动身体的免疫功能，向癌症作斗争。

如果精神上振作不起来，再好的治疗也难充分显出疗效。精神和情绪不好可以使病情加重，乐观的精遇到神情绪可以促使病情好转。

三、淋巴癌遗传吗

淋巴癌的形成有一定的遗传因素，尤其是家族聚集性淋巴癌。这种遗传性指的是发生肿瘤的遗传，这些人的身体素质在致癌物质的作用下容易发生癌变，或对异常细胞免疫力低，导致肿瘤发生。另外，随着现代生活饮食结构的改变，再加上我国是一个以大米为主的国家，长期摄入酸性食物，导致体液长期酸性化，给淋巴癌细胞的滋生创造了良好的环境。故过多摄入酸性食物，也是淋巴癌形成的一个因素。诸多肿瘤学家认为，长期的精神负担、压力、过度疲劳也是淋巴癌形成的一大"凶手"。

四、患癌症后，一般的存活时间是多久

德国现代舞蹈先驱皮娜·鲍什因癌症与世长辞。据其所在舞团的发言人透露，直至病逝前 5 天，皮娜·鲍什才被诊断为肺癌。从诊断癌症到逝世，仅仅隔了几天时间，这让不少人感到了癌症的可怕。为何癌症竟能如此快地让人撒手人寰？得了癌症究竟还能活多久？

癌症多久能夺走一个人的性命，这受到许多因素的影响，其中较为关键的是肿瘤的恶性程度。癌症的恶性度越低，转移越慢，治疗效果就越好，像乳腺癌、淋巴癌，如果发现较早，甚至有治愈的可能，再活上 3~5 年是很正常的。而肿瘤恶性度高，转移速度也就快，如小细胞肺癌，如果发现得晚，确诊时可能已出现转移，严重的话一两个月就会死亡。

恶性度主要由肿瘤细胞的病理类型决定，也就是说肿瘤细胞的"好"与"恶"，决定肿瘤的生长速度、转移速度、治疗效果。这也就不难理解，为什么同一器官的癌症，治疗结果不同，患者

生命里程各异。

一些病患的肿瘤恶性程度较高，发现时间可能已经出现了严重转移。癌变细胞会压迫、浸润健康组织，夺取人体正常营养，所以能很快致人死地。

恶性肿瘤虽然可怕，但如果能及早发现，也是可控可治的。通过早期发现、早期诊断、早期治疗，能大大提高癌症的生存率。

五、癌症晚期传染吗

癌症是不会传染的。

临床资料证明，癌症患者本身并不是传染源。科学家做过这样的实验，从癌症患者身上取下的癌组织直接种植在另一个人身上，并不能成活生长。大量统计资料表明，长期与癌症患者接触的肿瘤医院里的医生和护士，他们发生癌症的比例并不比一般人高。动物实验结果，将患癌症的动物和健康动物长期关在一起饲养，经过反复观察和检查，没有发现癌症的传染迹象。

再说，目前世界上未将癌症列为传染病，收治患者也没有采取像传染病那样的隔离措施。

癌症原则上说不传染，但它在发生发展过程中可能与传染疾病有关。比如，乙型肝炎本身有传染性，在我国，它是肝癌的重要原因，很多肝癌患者前期有乙型肝炎。我们可以说，有此肿瘤是由传染病而导致，但肿瘤直接传染的情况一般不存在。

所以告诫大家，家人朋友得了癌，不要顾虑传染，而应该多和他们在一起，奉献一份温暖和爱心，这样才有利于患者病情早日恢复。

六、手术治疗癌症存在哪些局限性

癌症根治手术相继涌现，挽救了一些患者的生命，但由于切

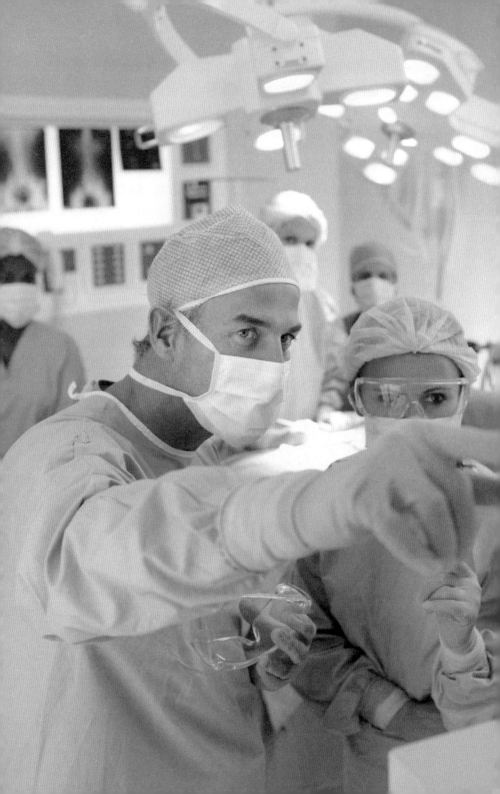

除术对恶性组织并无特异性，亦即正常组织和肿瘤组织同样受到破坏，也造成一定程度的残疾，这是影响生存质量的重要方面。

许多癌症在手术之前已存在着诊断时未发现的转移病灶，对于无临床症状和未觉察到扩散的许多肿瘤，进行全身治疗是很重要的，而手术却无法解决这一问题。手术时可能会有残留的癌细胞。只有将手术和其他各种治疗方法有机地结合起来，发挥各自的特长，建立有效的综合治疗措施，才是提高疗效的关键。

手术治疗癌症有一定的适应证和禁忌证因此并非每位患者都能手术。每个手术患者都要经历麻醉、手术切除和肿瘤摘除等过程，必然带来一定的危险，可能给患者带来生命威胁或造成畸形或功能丧失。对肿瘤病的深入研究，外科手术作为治疗肿瘤的重要手段，还要进一步发挥其作用。

手术治疗癌症虽然存在有一定的问题，但是通过综合治疗是可以达到很好的效果，但是单独依赖手术是很难达到满意的治疗效果，手术作为一种局部治疗方法对于癌症这种全身性疾病还是有一定的局限性，同时由于手术切除范围较大，给患者带来各种损伤和并发症，就该调动机体内在的抗病能力战胜癌症，提高整体免疫力来恢复体质。

七、中医治疗癌症有哪些特点

在癌症的多学科综合治疗中，在不同的治疗阶段，可选择不同的治疗方法，对于稳定期的患者，可采用如手术等损伤性大的治疗方式，以防患于未然，对于身体虚弱的患者，则不宜以手术为主，可采用中医治疗为主，只要运用得当，综合治疗定能起到在保证患者生存质量的前提下，发挥到各个疗法的最大疗效。

中医药治癌对于减轻患者的症状和痛苦，提高生存质量，延长生命，降低死亡率，都有重要意义。中医药治疗癌症具有 5 大特点：

1. 具有较强的整体观念。肿瘤虽然生长在身体的某一局部，但实际上是一种全身疾病，对多数肿瘤患者来说，局部治疗是不能根治问题的，而中医由于从整体观念出发，实施辨证论治，既考虑了局部的治疗，又采取扶下培本的方法，对于改善患者的局部症状和全身状况都具有重要作用。

2. 可以弥补手术治疗、放射治疗、化学治疗的不足。手术固然能切除癌肿，但有可能有残留的癌细胞，或区域淋巴结转移，或血管中癌栓存在等，于手术运用中医中药长期治疗，可以防止复发和转移；放疗、化疗对消化道和造血系统有相当不良反应，运用中医中药治疗既能减轻放疗、化疗的不良反应，又能加强放疗、化疗的效果，对于晚期癌症，或不能接受手术和放疗、化疗的患者，可以采用中医中药治疗，因此我国治疗癌症比外国多了一条中医中药的途径。

3. 对日常影响不大。癌症患者在局部状况好转的同时，全身状况也得到改善，甚至能胜任日常工作。

4. 没有骨髓抑制方面的不良反应，对消化道也不会有严重影响。

5. 经济上比较廉价，服用又方便。

八、癌块是否会自行消失

癌块由癌细胞聚集而成，癌细胞的生物学特性即恶性肿瘤行为是难以抑制的，就是说，难以逆转为正常细胞。然而，医学记载，确实有不少癌症患者未经治疗而自愈的病例，这些患者都是经过认真的细胞学检查确诊为癌，没有给予特效治疗，癌病灶却逐渐缩小或消失。所以说，有些癌块是可以自行消失的。

自行消失的癌症最常见的有：肾癌、卵巢癌、乳腺癌、绒癌、

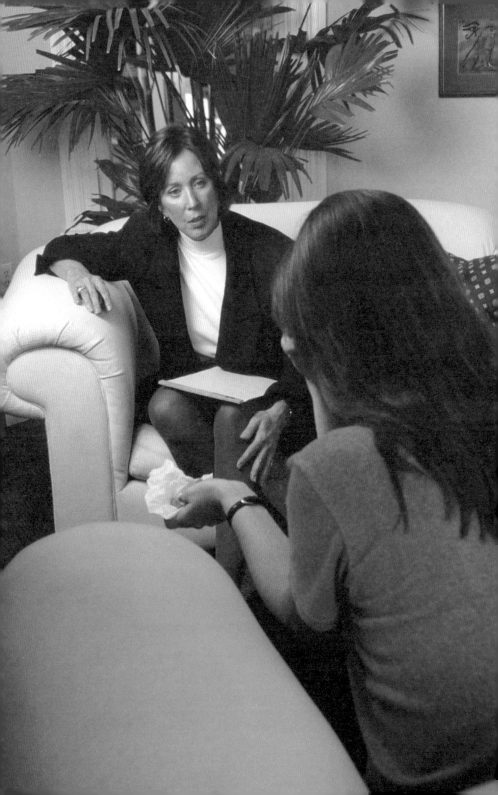

神经母细胞癌、恶性黑色素瘤等。自行消失的癌一旦消退就很少复发。有的患者手术切除原发病灶之后，转移癌也能自行消失。

癌块的自行消失，原因可能是：

1. 自我心理调节得比较好，树立了战胜癌症的信心，使体内环境稳定，免疫力不断增强。

2. 内分泌影响。大约 1/4 自然消失的癌与激素有关。

3. 发烧与炎症。可刺激人体产生白细胞，这些白细胞不仅能抗炎，还具有一定的抗癌作用。现在临床上已经在利用加热的方法消灭癌细胞，治疗癌症。

4. 癌细胞"自行"向正常细胞转化。

5. 切断了癌细胞的营养供应。

6. 除去了致癌物质的影响。

7. 切除了癌症的原发灶，促使转移灶消失。

九、癌细胞为什么会迅速扩散

癌症治疗失败的主要原因在于癌细胞的转移。癌细胞的特性决定了癌是"横行霸道"，常很不安分，迅速扩散转移到其他脏器中去，这一特征与癌细胞的特性有关。原因可归纳为以四个方面：

1. 癌细胞繁殖速度快，由于数量的急剧增加，原有的空间无法容纳如此多的细胞，肿瘤边缘的细胞就被"挤"进周围的组织，形成扩散。

2. 由于癌细胞表面的化学组成及结构的特殊性，使癌细胞间的黏着力低，连接松散，易与癌块脱离，为癌细胞扩散创造了条件。

3. 癌细胞分泌的特殊物质，能溶解及破坏周围组织，为扩散转移开辟了道路。

4. 癌细胞含有一种能促使血栓形成的特殊物质，使癌细胞进入血管后得以附着在血管壁或其他部位并继续生长，为血液传播转移奠定基础。

除上述几个主因外，还可能存在一些尚未被人们认知的因素，这些因素与以上几个主要因素起着相辅相成的作用，对癌细胞的快速生长产生促进作用。通常说，癌细胞分化差的，发生转移早，转移范围广，恶性程度也相应较高；分化好的，恶性程度就较低。另外，身体状况良好，对癌抵抗力强的人，发生转移的时间就可能晚些，转移范围也不会太大。而当身体状况变差抵抗力下降时，病情就会急剧恶化，癌细胞就会像堤坝决口那样，势不可当地蔓延开来。

癌症患者绝大多数死于癌的广泛转移。目前进行综合治疗的目的是减少转移的发生，这对于延长患者生存时间和减少死亡具有重要的实践意义。

十、端正态度，树立信心

当知道患癌症后，应该在战略是藐视，在战术上重视。应面对现实，首先承认患病的客观存在，要树立指导思想，树立信心，科学地对待疾病。同时要克服恐惧、失望、压抑的消极情绪。可以找医生谈谈自己的病情和想法，使医生完全掌握病情的变化，并请医生帮助自己分析病情，使自己对自己的病情有一个初步了解，这样便于掌握病情的变化和疾病的规律性，从而配合治疗。

一些患者患病后，需要每天打针服药、测血压心率等。整天与床为伴，老老实实地卧床休息，心安理得地接受他人的照顾，毫无恢复正常的心理准备，甚至害怕重返正常的生活和工作；这些对于疾病的康复，显然都是不利的。癌症治疗过程中，始终要注意要充分地发挥自己的主动性，积极主动地在医生的指导

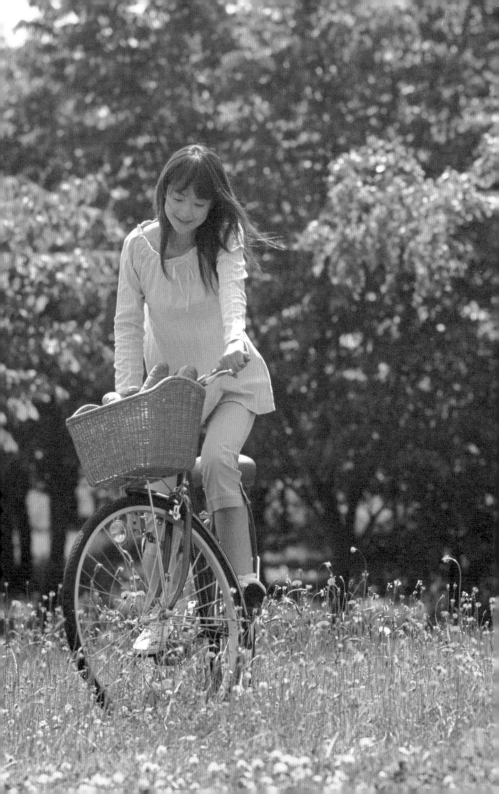

下，参加一些适当的锻炼。所以患病以后，并不是以往的工作和生活的结束，而是另一种新方式的生活和工作的再现，不仅要安心地养病，更要适当地自行活动，为日后恢复工作或社会生活进行准备。

十一、建立顽强的求生意志

一旦被诊断为癌症，特别是恶性癌症，患者会出现焦虑恐惧不安心理，甚至感到死亡的威胁，此时，作为患者本人应该坚定求生的意志。医学科学证明，顽强的精神可以战胜一切困难乃至病魔。求生是人的天性，是在生命受到威胁时的一种本能反应，患者的积极态度和求生意志往往是"死里逃生"的关键因素，决定生命的长短的主要力量。因此，应该努力摆脱各种消极情绪的影响，以坚强的毅力去克服治疗过程中遇到的种种困难。面对疾病，甚至死亡的挑战，采取进攻的战斗姿态，使自己成为一名与自身疾病抗争的积极参加者，积极配合医务人员共同与疾病作抗争。当医务人员进行治疗时，作为自己的责任就是经常注意营养、休息和保持积极乐观的精神状态。这种合作会大大提高战胜疾病的能力，求生意志也会随之增强。

通过本书的介绍，可以看到癌症是可以预防和根治的。命运就掌握在患者自己的手里，患者的生命会在抗癌的战斗中变得更加灿烂。